Toba mit Claudia Ruckdäschel · Tobas Geschichte

Toba

Mit Claudia Ruckdäschel

Tobas Geschichte

Erlebnisse einer iranischen Ärztin

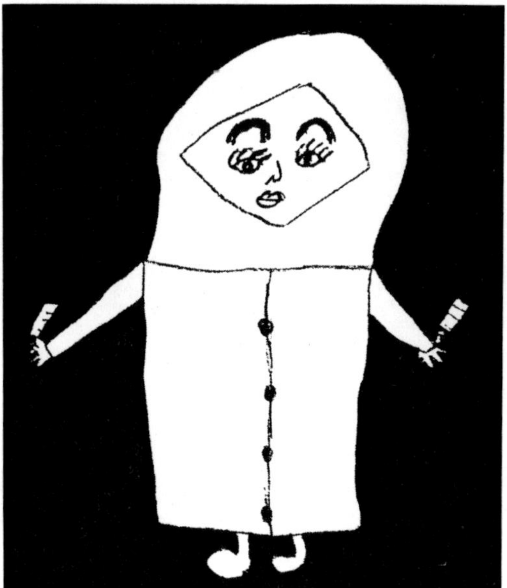

Dieses Buch beruht auf einer wahren Lebensgeschichte. Alle Ereignisse, die in diesem Buch erzählt werden, sind wirklich so geschehen. Um Toba und ihre Familie sowie die im Buch handelnden Personen zu schützen, sind Namen und Orte verändert worden.

Satz und Layout: Buch&media GmbH, München
Umschlaggestaltung: Kay Fretwurst, Spreeau
Herstellung: Books on Demand GmbH, Norderstedt
Printed in Germany
ISBN 3-938108-00-2

Inhalt

Prolog

Der sonore Ton eines Gongs riss mich aus meinen Gedanken. Am Kabineneingang leuchtete eine rote Lampe auf. Sie zeigte einen geschlossenen Sitzgurt, über das Bordmikrofon meldete sich eine Stewardess: »Sehr verehrte Fluggäste, bitte schnallen Sie sich an. Wir werden in wenigen Minuten starten.«

Ich atmete tief durch. Endlich würde ich nach Deutschland fliegen. Ein lang gehegter Wunsch würde jetzt in Erfüllung gehen. Überall auf den Sitzen vor, hinter und neben mir griffen die Fluggäste jetzt nach ihren Gurten. Ich hörte das Klicken der Gurtschnallen.

Auch ich schnallte mich an.

Dann spürte ich, wie sich das Flugzeug in Bewegung setzte. Schneller und immer schneller rollte es auf dem glatten Beton der Startbahn, bis wir den festen Boden unter den Rädern verloren. Die Schubkraft drückte uns in unsere Sitze zurück, als das Flugzeug an Höhe gewann. Ich spürte einen heftigen Stich in meinem sowieso schon flauen Magen. »Hoffentlich wird mir nicht schlecht«, dachte ich. Der große Vogel der Iran Air zeigte mit seiner spitzen Schnauze in den Himmel. Endlich, wir hatten iranischen Boden verlassen. In fünf Stunden würde ich in Deutschland sein. Ich bin noch nie irgendwohin geflogen – und schon gar nicht ins Ausland. Und nun flog ich nach Deutschland, in ein Land, das ich noch nie gesehen hatte, dessen Sprache ich nicht verstand und von dem ich mir nur eine vage Vorstellung machen konnte.

Ich kannte von Deutschland nur das, was die Zeitungen und das Fernsehen berichteten, und das, was mein Mann Sohrab mir erzählt hatte. Er war vor vier Jahren einmal beruflich in Deutschland gewesen. Als er wieder zu Hause war, hatte er mir von Deutschland vorgeschwärmt. Von da an war in mir die Idee geboren, den Iran zu verlassen und irgendwo anders in der Welt ganz von vorne anzufangen. Warum nicht in Deutschland? In meiner Fantasie malte ich mir Deutschland in den schönsten Farben aus.

Wieder tönte die Frauenstimme aus dem Lautsprecher: »Wir

haben jetzt den iranischen Luftraum verlassen.« Unruhe entstand im Flugzeug. Die weiblichen Fluggäste sprangen von ihren Sitzen hoch und zogen ihre langen Mäntel und Kopftücher, die im Iran auf der Straße getragen werden müssen, aus. Ich hatte schon davon gehört, dass dies immer geschieht, wenn eine Maschine ins Ausland fliegt. Die Mäntel und Kopftücher verschwanden in den Taschen. Stattdessen wurden Make-up-Beutel hervorgeholt. Und noch ehe die Stewardessen reagieren konnten, hatte sich eine lange Schlange vor der Toilette gebildet.

»Meine Damen, bitte behalten Sie die Mäntel und Kopftücher an«, befahl eine Stewardess durch das Bordmikrofon. »Wir sind eine iranische Fluggesellschaft.«

Die Damen hörten jedoch nicht darauf. So, als ob überhaupt nichts geschehen wäre, wurde das Gedränge vor der Toilette immer dichter. Jede wollte sich vor dem einzig vorhandenen Spiegel schön machen.

Ich zog ebenfalls meinen langen Mantel und mein Kopftuch aus und fühlte mich gleich etwas freier. Ich holte einen Kamm hervor und brachte meine Haare in Ordnung. Geschminkt hatte ich mich noch nie, also würde ich es auch jetzt nicht tun.

Ich schaute aus dem Fenster und sah einen strahlend blauen Himmel. Die Wolken hatten wir weit unter uns gelassen. Mein Sohn Barbad staunte: »So einen blauen Himmel habe ich selten gesehen.« Kein Wunder.

Als mein Mann Sohrab, mein Sohn und ich heute Morgen zum Flughafen gefahren waren, war der Himmel über Teheran bewölkt gewesen. Das war ganz normal. Keinem Teheraner fiel das mehr auf. In Teheran weiß man nie genau, woher die Wolken stammen. Sind es Smog-Wolken oder kündigt sich schlechtes Wetter an? Die Stadt grenzt an die Hänge des Elburs-Gebirges, das Teheran wie einen Kessel umgibt. Wenn der Verkehr zu dicht wird, sammeln sich die Abgase der Autos und der Fabriken in der Stadt und können nicht abziehen. Die Luft wird grau. Dann sehen wir alles nur noch wie durch einen Nebelschleier.

Ich fragte mich, während ich mich in meinem Sitz zurücklehnte und aus dem Fenster blickte, ob es richtig war, nach Deutschland zu fliegen? »Die Deutschen sind unfreundlich«, hatten viele meiner Freunde gesagt. »Sie lachen nie.« Das hatte mir ein wenig Angst gemacht. Vielleicht hatten sie ja Recht? Aber Sohrab hatte gesagt, dass er nur gute Erfahrungen mit Deutschen gemacht habe. Ich schob die negativen Gedanken deshalb beiseite. Am besten war, ich würde es selbst herausfinden.

Auch wenn ich mit vielem in meinem Heimatland nicht einverstanden war, hatten wir im Iran in relativer Sicherheit gelebt. Sohrab hatte einen guten Job in einer großen iranischen Firma gehabt und war bei seinen Kollegen und Kunden sehr beliebt gewesen. Ich hatte am Zentralklinikum als Kinderärztin gearbeitet – einer der begehrtesten Jobs in Teheran. Wir hatten in einer schönen Wohnung gelebt und unser Sohn war dort zu Hause. Unser Verdienst hätte ausgereicht und wir hätten sehr zufrieden sein können.

Aber ich war nicht zufrieden. Im Gegensatz zu meinem Mann, dem es in Teheran sehr gut gefiel, hatte ich die unnötigen Leiden und das Elend vieler Menschen gesehen, nur weil der Staat nicht wissen wollte, wie es seinem Volk erging. Die Zustände im Gesundheitswesen waren verheerend. Aber nicht, weil wir nicht wussten, wie man Kranke behandelt, sondern weil uns die Hilfsmittel fehlten, die Patienten ordentlich zu behandeln. Sie fehlten uns aber nicht aus Geldmangel, sondern wegen staatlicher Misswirtschaft und Korruption.

Damit hatte ich mich nicht länger abfinden können. Ich hatte mich für meine Patienten eingesetzt und hatte deswegen eine Menge Ärger bekommen. Wie oft schon war ich schockiert und empört gewesen, weil ein Kind unnötig litt oder gar starb, nur weil nicht genügend Medikamente oder Instrumente da waren, damit ihm die nötige medizinische Versorgung zukommen konnte.

Ich hatte jahrelang Medizin in Teheran studiert und dann, als ich endlich Ärztin war, kam ich immer wieder in die Situation, dass ich einem meiner kleinen Patienten nicht helfen konnte, weil es an den nötigsten Hilfsmitteln fehlte. Jedes Kind, das starb, war wie ein kleiner Tod für mich.

In unserem Leben musste sich etwas ändern. Ich wollte ein besseres Leben für meine Familie und für mich. Und ich wollte für meinen Sohn eine optimale Ausbildung. War ich egoistisch, wenn ich so über die Situation dachte? Ließ ich meine kleinen Patienten im Stich, weil ich nach Deutschland wollte?

Ich wusste es nicht. Aber manchmal hatte ich deswegen ein schlechtes Gewissen.

»Welches Menü hätten Sie gerne?«, fragte mich eine Stewardess freundlich und riss mich aus meinen Gedanken.

»Was haben Sie denn anzubieten?«, fragte ich, obwohl ich überhaupt keinen Hunger hatte. Mein Magen war schon seit mehreren Tagen verkrampft. Das kam von der Aufregung. Als ich zur Seite blickte, sah ich Barbad bereits ein Hähnchen mampfen.

»Sie können wählen zwischen zwei Menüs: Hähnchen und Reis oder Bohnen und Reis.«

Da ich Vegetarierin war, wählte ich Bohnen und Reis, wusste aber von vornherein, dass ich sowieso nicht viel essen würde. Während mir die Stewardess das Essen servierte, fragte ich mich, was uns in Deutschland wohl erwarten würde?

Die Stewardess ging weiter zum nächsten Fluggast und stellte die gleiche stereotype Frage. Einige Reihen hinter mir verlangte ein Fluggast Hähnchen und Reis.

»Das tut mir Leid. Wir haben nur noch Bohnen und Reis«, sagte die Stewardess freundlich.

Die letzten Fluggäste, die bedient wurden, konnten nicht mehr wählen. Sie mussten essen, was übrig war. Und das war immer Bohnen und Reis bei Iran Air.

Im Iran wären viele Kinder froh, wenn sie jeden Tag wenigstens eine Schüssel mit Bohnen und Reis essen könnten. Jeden Abend, im Sommer wie auch im Winter, wenn ich von der Klinik nach Hause gegangen war, hatte ich sehr viele Kinder gesehen, die im Müll nach Nahrung wühlten. Damit hatten sie oft nicht nur sich selbst, sondern die ganze Familie versorgt. Der Anblick der kleinen ausgemergelten Körperchen und der großen hungrigen Augen hatte mir jedes Mal ins Herz geschnitten.

Sie waren alle Opfer des Regierungssystems und ich als Ärztin hatte nicht viel dagegen tun können, denn ich war Teil dieses Systems, so wie jeder Iraner Teil dieses Systems war, das darauf ausgerichtet war, seine Bürger durch ein ausgefeiltes Kontrollsystem von Sitten- und Moralgesetzen zu unterdrücken und mundtot zu machen. Es war ein System, das Menschenopfer forderte. Und es bestand keine Aussicht, dass sich in absehbarer Zeit daran etwas ändern würde.

Ich lehnte mich in meinem Sitz zurück und fragte mich, wie und wo meine Unzufriedenheit begonnen hatte. Ich erinnerte mich an längst vergangene Tage vor über zwanzig Jahren. Damals herrschte Revolution in unserem Land. Ich war fünfzehn Jahre alt und ich interessierte mich kein bisschen für Politik. Trotzdem ließen mich die politischen Ereignisse damals nicht unberührt. Zu jener Zeit änderte sich für mich und für meine Familie sehr viel.

Teheran 1978

Ich lebte mit meinen Eltern und meiner Schwester in Nezamabad, einem Teheraner Stadtteil, den man als Schnittstelle zwischen Nord- und Südteheran – der Schnittstelle zwischen reich und arm bezeichnen kann. In Nezamabad lebte der Mittelstand. Wir hatten Glück, wir lebten auf der besseren Seite der Stadt. Ich hatte eine schöne Kindheit und Jugend. Ich war der kleine Kobold in der Familie. Schon als ganz kleines Kind machte ich meine Späße, tanzte nach dem Abendessen im Kreis herum und freute mich, wenn meine Eltern über meine kindlichen Kunststücke lachten.

Meine Eltern schickten meine Schwester und mich zuerst auf ein Gymnasium und dann zur Universität, denn sie waren der Ansicht, dass man aus seinem Leben nur etwas machen kann, wenn man eine ordentliche Ausbildung hat. Insofern hatte ich sehr viel Glück. Mehr Glück als viele andere Kinder im Iran, die in Armut und ohne Schulbildung leben mussten und keine Chance auf ein besseres Leben hatten. Ich ging gerne zur Schule und ich lernte gut.

1977 kam ich in Teheran auf das Nationalgymnasium. Die Schule war halb privat und halb staatlich. Damals gab es noch gemischte Klassen. Wir Mädchen kamen mit den Jungen sehr gut aus. Das Nationalgymnasium war eine der besten Schulen des Landes. Für den Englisch-Unterricht hatten wir sogar einen Lehrer aus England. Meine Eltern mussten Schulgeld für mich bezahlen. Ihnen saß der Geldbeutel bestimmt nicht sehr locker, aber für die Ausbildung ihrer beiden Töchter war ihnen nichts zu teuer. Für diese Einstellung bin ich meinen Eltern heute sehr dankbar. Denn erst jetzt kann ich richtig ermessen, was es bedeutet, eine gute Ausbildung zu haben.

Wer am Nationalgymnasium sein Abitur mit guten Noten bestanden hatte, konnte ohne größere Probleme zur Uni gehen. Die meisten Studienanwärter, die ihr Abitur am Nationalgymnasium gemacht hatten, bestanden ihre Aufnahmeprüfung für die Uni mit sehr guten Noten. Ich war fest entschlossen, mein Abitur auch an dieser Schule abzulegen und danach Medizin zu studieren, denn ich wollte Kinderärztin werden.

Doch dann durchkreuzten die politischen Ereignisse im Iran meine Pläne.

Ich war noch gar nicht lange auf der Schule, als die Revolution ausbrach. Politik hatte mich nie besonders interessiert, aber auch ich konnte nicht an den Veränderungen, die durch den Sturz des Schahs eintraten, vorbeisehen.

Unter dem Vorwand, Winterurlaub machen zu wollen, floh Schah Mohammed Reza Pahlavi mit seiner Familie aus dem Iran. Das Fernsehen hatte die Bilder des Schahs und seiner Familie übertragen. Ich kann mich noch erinnern, dass der Schah viel geweint hat, bevor er sein Land verließ. Sein Gesicht war von tiefem Schmerz gezeichnet. »Ja, ja, es tut weh, wenn man entmachtet wird«, sagten viele Leute hämisch. Mir tat er damals Leid. Ich sah ihn nicht als Politiker, nicht als Schah-in-Schah, sondern als Mensch, der von daheim weggehen musste. Vielleicht wusste er, dass er sein Land und sein Volk nie wieder sehen würde.

In Teheran beherrschte danach das Volk die Straßen. Dauernd gab es irgendwelche Demonstrationen. Schüler und Studenten gingen auf die Straße und demonstrierten für Khomeyni. Die Universitäten waren drei Jahre geschlossen, denn jeder ging demonstrieren. Schule fand nur ab und zu statt.

Manche wussten nicht einmal, für wen oder was sie sich einsetzten. Sie liefen nur mit der großen Meute mit. Es war wie eine Epidemie, die sich in Windeseile ausbreitete und nicht mehr aufzuhalten war. Die Straßen der Stadt waren bald nicht mehr sicher für uns.

Ich erinnere mich noch, wie mein Vater eines Tages völlig aufgelöst nach Hause kam. Er hatte einen Zusammenstoß mit Demonstranten irgendeiner politischen Gruppierung gehabt. Er war mit seinem Auto auf dem Weg nach Hause, als ihm eine Gruppe vermummter Männer auf der Straße entgegenkam. Sie zwangen ihn anzuhalten, packten sein Auto an den Kotflügeln, hoben das Auto mit meinem Vater, der noch hinter dem Steuer saß, hoch, und setzten es am Fahrbahnrand wieder ab. Mein Vater war erschrocken und empört zugleich. Einer der Vermummten kam auf ihn zu: »Steigen Sie aus«, verlangte er.

»Was wollen Sie von mir?«, fragte mein Vater.

»Nehmt ihn gefangen«, schrie der Vermummte.

»Was soll das?«, rief mein Vater. »Ich habe nichts getan.«

In diesem Moment kam ein anderer Vermummter vorbei und rief: »Halt, aufhören. Der Mann ist harmlos, ich kenne ihn. Lasst ihn in Ruhe.«

Die Vermummten ließen von ihm ab und rannten die Straße entlang in die Richtung, aus der mein Vater gekommen war. Mein Vater hatte Glück gehabt, aber er war tief erschüttert. Von nun an wollte er nicht mehr, dass wir Mädchen auf die Straße gingen. »Die Straßen sind heutzutage viel zu gefährlich für euch. Ihr bleibt jetzt zu Hause.« Meine Schwester und ich hielten uns an sein Ausgehverbot. Trotzdem bin ich kurze Zeit später in eine gefährliche Situation geraten.

An jenem Tag hatten meine Freundin Maryam und ich wieder einmal Schule, was in letzter Zeit sehr selten vorgekommen war.

»Nach dem Unterricht kommst du sofort nach Hause«, hatte mein Vater mir eingeschärft. Ich versprach es ihm. Aber ich war auch froh, nach so langer Zeit wieder einmal der häuslichen Enge entfliehen zu können.

Meine Freundin Maryam war Kommunistin. Jedenfalls sagte sie das. Heute glaube ich jedoch, dass sie gar nicht so genau wusste, was für eine politische Richtung sie vertrat. Sie fand es schick, Kommunistin zu sein. Ihre Mutter hatte deshalb Angst um sie. Immer, wenn ich bei Maryam zu Hause war, jammerte ihre Mutter mir die Ohren voll, dass es mit Maryam eines Tages noch ein schlimmes Ende nehmen werde. »Bitte, bitte, Toba, wenn ihr gemeinsam unterwegs seid, dann pass auf meine Maryam auf«, bat sie mich deshalb. Ich versprach es ihr.

In der Schule fiel es Maryam dann ein, auf eine kommunistische Versammlung zu gehen.

»Nein, das geht nicht«, sagte ich erschrocken. »Du weißt doch, dass wir sofort nach Hause gehen müssen. Ich habe es meinem Vater versprochen.«

»Ach, Toba, sei doch kein Feigling. Alle Schüler gehen auf eine Demo. Hey, es ist Revolution. Willst du sie verschlafen?«

Nein, ein Feigling wollte ich auf keinen Fall sein. Außerdem hatte ich Maryams Mutter versprochen, auf ihre Tochter aufzupassen, und das war nicht möglich, wenn ich nach Hause ging, während Maryam auf einer Demo war. Ich hatte ein sehr schlechtes Gewissen wegen des Versprechens, das ich meinem Vater gegeben hatte, ging aber mit Maryam nach der Schule in die Stadt. Insgeheim hoffte ich, dass ich zu Hause sein würde, bevor meine Eltern etwas von unserem unerlaubten Ausflug bemerken würden.

Ich weiß nicht mehr, wie es geschehen ist, auf jeden Fall gerieten wir auf der Straße in eine Menschenansammlung. Und bevor wir die Gefahr richtig erkannten, war die Falle schon zugeschnappt. Es war eine religiöse Gruppierung. Die Frauen trugen Kopftücher. Meine Freundin und ich trugen natürlich keine, denn unter dem Schah waren der Tschador und das Tragen von Kopftüchern nicht Pflicht gewesen. Als die Menschenmenge uns bemerkte, richtete sich ihre volle Aufmerksamkeit auf uns. »Wo sind eure Kopftücher?«, fragte jemand in strengem Ton. Darauf wussten wir keine Antwort. Und dann ging es los: »Huren, Huren, ihr tragt keine Kopftücher«, riefen sie. Sie kreisten uns ein und riefen immer wieder: »Huren, Huren, wo sind eure Kopftücher?«

Wir erschraken und wollten davonrennen. Wir versuchten verzweifelt, aus der Menschenansammlung herauszukommen. Aber die Menge bildete eine undurchdringliche Mauer und wir waren gefangen. Die Männer hatten Schaufeln in der Hand, die sie bedrohlich gegen uns erhoben. Ich spürte, wie mir der Angstschweiß aus allen Poren trat. Was würde jetzt mit uns geschehen? Würden sie uns mit den Schaufeln erschlagen, nur weil wir keine Kopftücher trugen? In dieser Situation traute ich ihnen alles zu. Maryam und ich hielten uns an den Händen und drängten uns dicht aneinander. Das Stakkato wurde immer lauter: »Huren, Huren!« Es prasselte auf unsere Köpfe nieder wie Steinschläge. Die Meute schaute uns wütend an. Ich fühlte, wie Todesangst in mir hoch stieg. Es war das reinste Spießrutenlaufen. Immer wieder versuchten wir, ein Schlupfloch zu finden, durch das wir hindurch konnten. Aber sie hatten uns gefangen und eingekreist wie zwei wilde Tiere. Die Angst schnürte mir die Kehle zu, während die Menschenmenge bedrohlich auf uns zukam. »So«, dachte ich, »das ist das Ende.« Ich ergab mich meinem Schicksal und schloss die Augen. Wenn sie uns erschlugen, würde kein Hahn danach krähen. Wir wären nicht die Ersten, die erschlagen aufgefunden würden und deren Mörder ungeschoren davonkamen. Nun bereute ich zutiefst, nicht auf meinen Vater gehört zu haben. Aber es war zu spät.

Ich hatte gerade mit meinem Leben abgeschlossen, als das skandierende »Huren, Huren« plötzlich abbrach. Was war das? Ging es jetzt los? Würden wir jetzt den Schaufeln zum Opfer fallen? Ich öffnete vorsichtig meine Augen und glaubte zu träumen. Plötzlich, wie durch ein Wunder, teilte sich die Menschenmenge und bildete eine schmale Gasse. Eine Prozession kam vorbei, die einen toten Studenten zu Grabe trug. Er war kurz vorher, zusammen mit zwanzig anderen, erschossen worden. Nun sollte er feierlich und in allen Ehren begraben werden. Die Aufmerksamkeit der wilden Meute richtete sich nun ganz auf den Trauerzug. Maryam und ich erkannten unsere Chance, drückten uns an der Prozession vorbei, hinaus in die Freiheit. Wir rannten zur nahe gelegenen Uni und versteckten uns dort wie viele andere Passanten an diesem Tag auch. Ein Pförtner verriegelte die Türe von innen, um uns vor der wütenden Meute, die uns inzwischen gefolgt war, zu schützen. Mit hoch erhobenen Schaufeln standen sie vor der Türe: »Ihr kommt hier nicht mehr raus«, riefen sie. Ich hatte immer noch Angst und konnte mich kaum beruhigen, während Maryam schon wieder einer politischen Rede zuhörte, die in der Uni gehalten wurde. Ich bereute es sehr, mit Maryam an diesem Tag mitgegangen zu sein. Nun saß ich gefangen im Universitätsgebäude. Ich konnte mir ausmalen, wie groß die Sorgen meiner Eltern waren, denn ich hätte schon längst zu Hause sein sollen.

Wir warteten einige Stunden, bis es dunkel wurde. Die wütende Menge hatte schließlich aufgegeben und sich in alle Himmelsrichtungen zerstreut. Als die Luft rein war, ließ uns der Pförtner durch eine Hintertür hinaus. Ich musste ein Taxi nehmen, um heil heimzukommen. Gegen zehn Uhr abends war ich schließlich zu Hause. Natürlich waren meine Eltern wegen meines langen Ausbleibens bereits in heller Aufregung. Sie hatten sich stundenlang die schlimmsten Szenarien ausgemalt, was mir passiert sein könnte.

»Wo warst du?«, herrschte mein Vater mich an.

»Wir sind bereits krank vor Sorgen. Wo hast du dich herumgetrieben?«

Ich erzählte ihm, was geschehen war.

»Das ist das letzte Mal, dass du dich auf den Straßen herumgetrieben hast«, sagte er. Er sollte Recht behalten. Tatsächlich war dies für längere Zeit der letzte Ausflug in die Straßen Teherans.

Mein Vater setzte sich mit mir an den Tisch und sagte: »Manche Menschen wissen nicht, was sie wollen. Es herrscht im Moment Chaos auf den Straßen und die Leute rennen mit der Meute mit, aber sie wissen nicht, für wen und für was sie sich einsetzen. Sie tun es, ohne darüber nachzudenken. Toba, ich habe überhaupt nichts dagegen, wenn du dich einer politischen Organisation anschließen möchtest. Aber, wenn du das machst, dann musst du auch wissen, warum du es machst und für was du dich einsetzt. Du musst diese Ideologie erst einmal ganz genau kennen und sie kritisch durchleuchten. Wenn du dann noch von einer bestimmten politischen Richtung überzeugt bist, dann setze dich für diese Ideen ein. Aber renne nicht mit dem großen Heer der Dummen, die es nicht besser wissen und die nur deshalb auf die Straße gehen, weil es der Freund oder der Nachbar auch macht. Dabei sein ist eben doch nicht immer alles. Versprich mir, dass du beherzigst, was ich dir soeben gesagt habe.«

»Ich verspreche es dir«, sagte ich. Was mein Vater mir erklärt hatte, leuchtete mir wirklich ein.

Ayatollah Khomeyni kam an die Macht und die islamische Republik wurde ausgerufen. Ich erinnere mich noch gut daran, dass sehr viele Menschen Ayatollah zujubelten und für ihn auf die Straße gingen, denn er versprach dem Volk mehr Demokratie, mehr Wohlstand und mehr Rechte. Viele Menschen in meinem Lande glaubten ihm und waren überzeugt, dass nun alles besser werden würde.

Für meine Familie bedeutete es zunächst einmal eine Wende zum Schlechteren. Unter der Regierung des Schahs war mein Vater Beamter. Die neuen Machthaber kündigten ihm deshalb sofort. Zwei Jahre lang bekam er kein Gehalt. Erst als die neuen Machthaber meinen Vater überprüft und als harmlos eingestuft hatten, bekam er eine Art Rente, die aber weit weniger ausmachte als sein bisheriges Gehalt. In seinem alten Beruf konnte er nicht mehr arbeiten, obwohl er damals noch keine fünfzig Jahre alt war. Für ihn war das sehr schlimm, denn er hätte gerne noch weiter gearbeitet. Das Geld war jetzt sehr knapp zu Hause.

Damit wir wenigstens ein bisschen mehr Geld zur Verfügung hatten, begann er Elektrogeräte zu reparieren. Er hat eine Begabung für solche Arbeiten, denn er hat ein feines technisches Verständnis. Meine Mutter und ich strickten Pullover und Jacken und verkauften sie auf dem Bazar. In den Schulferien fertigte ich Kunstblumen an und nähte Kleider. Auf diese Weise konnten wir das Familieneinkommen ein wenig aufbessern.

Eines Tages, ich war in der dritten Gymnasialklasse und saß gerade im Mathematikunterricht, als sich unser Schulrektor über den Lautsprecher meldete: »Liebe Schüler, bitte verlasst sofort eure Klassenzimmer und folgt den Anweisungen eurer Lehrer. Wir haben eine Bombendrohung.« Wir waren viel zu jung, um zu begreifen, wie ernst die Lage war. Wir hörten nur, »Klassenzimmer verlassen«, was bedeutete, dass der restliche Mathematikunterricht ausfallen würde. Welch ein Glück, denn unser Mathelehrer war sehr streng und keiner ging gerne zu ihm in den Unterricht. Wir liefen alle aus der Schule und auf die Straße, dort passten einige Lehrer auf uns auf, damit wir nicht zu nahe an das Gebäude herangingen. Dann gingen einige Lehrer zusammen mit unserem Schulrektor wieder ins Gebäude. Wir hörten lange nichts. Dann, plötzlich, Sirenengeheul. Die meisten von uns fanden das aufregend. Die Dramatik der Situation war uns jüngeren Schülern nicht bewusst. Die Feuerwehr war eingerückt. Die Feuerwehrleute gingen ebenfalls ins Gebäude. Bald hörten wir einen lauten Schrei: »Ah, ich habe die Bombe gefunden.« Einer unserer Lehrer hatte sie in der Schulkantine entdeckt. Um uns aus der Gefahrenzone zu bringen, wurden wir Schüler nach Hause geschickt, denn es war noch nicht klar, ob die Bombe wirklich scharf war. Am nächsten Tag erfuhren wir, dass sie nicht scharf gewesen war. Aber obwohl viele von uns nicht an Politik interessiert waren, wussten wir, was das zu bedeuten hatte. Den religiösen Gruppen gefiel es nicht, dass unsere Schule gemischte Klassen hatte. Um die Sicherheit ihrer Schüler nicht zu gefährden, teilte die Schulleitung die Klassen jetzt in Mädchen- und in Jungenklassen ein.

Das reichte der Regierung allerdings noch nicht. Sie wollten auch nicht, dass Mädchen und Jungen in eine gemeinsame Schule gingen, denn das widersprach ihrer Ansicht nach den islamischen Gesetzen, die von nun an gelten sollten. Der Druck auf die Schule wurde so groß, dass sie schließlich geschlossen werden musste. Ich wechselte die Schule und begann das neue Schuljahr auf einem anderen Gymnasium. Das hatte den Vorteil, dass ich es nun nicht mehr so weit zur Schule hatte wie vorher. Auf diesem Gymnasium wurden nur Mädchen unterrichtet. Dort machte ich nach einigen Jahren mein Abitur.

Später hörte ich, dass der Hausmeister des Gymnasiums die Fenster mit Eisenplatten zuschrauben musste, damit die Jungs nicht durch die Fenster in die Klassenzimmer hineinsehen und die Mädchen nicht hinausschauen konnten. Nach den neuen islamischen Gesetzen war dies nämlich streng verboten. Die Mädchen-Generationen, die nach mir diese Schule besuchten, mussten den ganzen Tag in dunklen Räumen bei künstlichem Neonlicht lernen. Das erschien mir schon damals ziemlich verrückt.

Aber das war noch lange nicht die einzige Absurdität, die die Schülerinnen über sich ergehen lassen mussten. Wie alle Schulen unseres Landes stellte auch unser Gymnasium zwei sehr religiöse Lehrerinnen ein, die jeden Morgen, bevor die Mädchen die Schule betraten, Leibesvisitationen vornahmen. Sie strichen den Mädchen über die Augenbrauen, um zu kontrollieren, ob sie die Brauen mit einem Kajalstift nachgezogen hatten. Die Lehrerinnen müssen besonders lustig ausgesehen haben, wenn sie an den Schülerinnen herumschnüffelten, um herauszufinden, ob die Mädchen Parfüm benützten. Oder sie kontrollierten, ob die Beine der Mädchen rasiert waren. Das war auch nicht erlaubt. Make-up und westliche Kleidung waren verboten. Lange oder lackierte Fingernägel waren ebenfalls untersagt, denn das galt als Zeichen dafür, dass die betreffende Frau ein »leichtes Mädchen« war.

Im Übrigen sahen es die neuen Machthaber gerne, wenn die Frauen wieder den Tschador trugen, der die Weiblichkeit gänzlich verhüllte. Das ist ein langer, weiter Mantel mit einer Kappe, die so tief ins Gesicht hineinragt, dass man nur noch die Augen der Frau erkennen kann.

Vierzig Jahre vorher hatte der Vater des letzten Schahs, Schah Reza Pahlavi, den Tschador verboten, denn er wollte seinem Land den Fortschritt bringen. Das fing seiner Ansicht nach mit westlicher Kleidung an. Traditionsbewussten Frauen, die gegen das Tschador-Verbot des Schahs verstießen, ließ er von seinen Polizisten auf der Straße den Tschador herunterreißen.

Nun galt es für die Bevölkerung wieder umzudenken. Der Tschador, die langen Mäntel und die Kopftücher waren en vogue. Eine Mode, die von der neuen Regierung vorgeschrieben wurde.

Die neuen Gesetze waren insbesondere für uns Frauen sehr rigide. Aber wie in allen diktatorischen Systemen versuchten die Menschen auch hier, das System zu überlisten.

Eine Frau, die keinen Tschador anhatte, musste zumindest einen langen Mantel und ein Kopftuch tragen, wenn sie auf die Straße ging. Mir machte das damals nicht viel aus. Ich schrieb gerade mein Abitur und freute mich schon auf mein Studium, denn es würde mir wieder eine ganz neue Welt eröffnen, auf die ich sehr gespannt war. Über einen langen Mantel und ein Kopftuch wollte ich mir nicht den Kopf zerbrechen. Das verbannte ich in das Reich der Politik und über Politik wollte ich mir damals keine Gedanken machen. Nicht alle jungen Frauen dachten so wie ich. Zu Beginn der Regierungszeit Khomeynis wurde streng darauf geachtet, dass die Regeln eingehalten wurden. Als die Kontrollen nach ein paar Jahren nachlässiger wurden, nähten sich viele Frauen in Kniehöhe des Mantels einen Reißverschluss ein, der einmal um das ganze Gewand reichte. Wenn sie nicht gesehen wurden, zogen sie den Reißverschluss auf und trennten so das untere Stück vom oberen Teil des Mantels ab. Damit wurde der Mantel kurz wie eine Jacke. Solche kleinen Tricks bereiteten den Frauen eine diebische Freude und gaben ihnen ein Stück Freiheit zurück, die die neue Regierung ihnen genommen hatte.

Ich fand diese heimlichen Kleinkriege nicht sehr klug. Sie hielten die Menschen davon ab, das Problem bei der Wurzel anzupacken. Die Frauen glaubten einen Sieg gegen die Staatsmacht davongetragen zu haben, wenn es ihnen gelang, im kurzen Mantel ungesehen durch die Straßen zu laufen. In Wirklichkeit war das meiner Meinung nach kein Sieg. Es veränderte den Staat und die Gesetze nicht im Geringsten. Aber niemand traute sich, den gesamten Staatsapparat anzugreifen, deshalb blühten solche kleinen Kriege im Verborgenen. Die Frauen suchten einfach kleine Schlupflöcher, um dem tristen, strengen Alltag zu entfliehen. Solche Tricks befriedigten die Seele, die unter den strengen Regeln, unter der Enge, die in der Gesellschaft entstanden war, litt.

Auch die Männer mussten sich an einige Veränderungen gewöhnen. Für sie war es nun strikt verboten, eine Krawatte zu tragen, denn damit, so die Ansicht der neuen Machthaber, würde der Mann sich wie ein Hund benehmen. Die Krawatte erinnere an eine Hundeleine, an der der Mann geführt werde. Überhaupt war westliche Kleidung von nun an verpönt. Am besten war es, wenn der Mann nicht zu schick gekleidet war, denn das war ein Zeichen für Hochmut. Demut und Bescheidenheit waren die neuen Mottos in unserem Land. Und genau damit wurde unser Volk klein gehalten.

Die Aufnahmeprüfungen

Ich hatte die beste Abiturprüfung in meinem Jahrgang abgelegt, und meine Eltern waren sehr stolz auf mich. Seit meiner Kindheit wollte ich Kinderärztin werden. Meine Eltern hatten mir einmal ein Spielzeugstethoskop aus Plastik geschenkt, mit dem ich alles und jeden abhorchte. Je älter ich wurde, desto mehr gelangte ich zu der Erkenntnis, dass dies ausbaufähig war. Kinderärztin erschien mir deshalb der einzig richtige Beruf für mich.

Nach dem Abitur hatte ich hochfliegende Pläne. Ich wollte mein Studium im Ausland beginnen, weil die Unis bei uns geschlossen waren.

Um die Genehmigung für ein Auslandsstudium zu bekommen, musste ich einen Test ablegen. Den schriftlichen Test bestand ich sehr gut und ich war mir sicher, das Auslandsstudium so gut wie in der Tasche zu haben. In meiner Naivität hatte ich jedoch die Rechnung ohne unseren Staat gemacht, denn an den schriftlichen Test schloss sich noch ein mündlicher an. Zu diesem wurden mir sehr eigenartige Fragen gestellt, mit denen ich nicht viel anfangen konnte: »Warum hast du keinen religiösen Namen?«, fragte mich einer der Prüfer. Ich wusste darauf keine Antwort, denn über so etwas hatte ich mir noch nie zuvor in meinem Leben Gedanken gemacht.

»Warum müssen Frauen Kopftücher tragen und Männer nicht?« Wieder eine Frage, mit der ich nichts anfangen konnte. Ich zuckte deshalb ratlos die Schultern.

»Vielleicht, weil Frauenhaare eine besondere Ausstrahlung haben. Die wirkt besonders auf Männer sehr stark. Jedenfalls habe ich das einmal gehört«, sagte ich und grinste, denn ich fand die Frage und die Antwort ziemlich dämlich.

»So, so«, meinte der Prüfer und grinste ebenfalls.

»Wenn nun ein Mann schöne Haare hat, hat er dann auch solch eine Ausstrahlung?«, fragte mich der Prüfer.

Was für eine blöde Frage, dachte ich, wollte mich jedoch nicht unterkriegen lassen.

»Ich denke schon«, sagte ich deshalb. Mit meinen Antworten manövrierte ich mich immer weiter vom Auslandsstadium weg, das ahnte ich schnell.

Der Prüfer merkte bald, dass er bei religiösen Formfragen und bei Fragen, die unseren neuen Sittenkodex anbetrafen, bei mir nicht eben auf ein profundes Wissensreservoir stieß. Dementsprechend fielen meine Antworten aus. Ich wusste allerdings auch nicht, was die Prüfer hören wollten. Auf jeden Fall war meine mündliche Prüfung sehr schlecht verlaufen und der Prüfer gab mir danach den Bescheid: »Sie sind abgelehnt. Ich hoffe Sie können wenigstens im Iran zur Uni gehen.« Dabei schaute er mich jedoch zweifelnd an. Ohne fundierte religiöse Kenntnisse konnte ich einpacken, das wusste ich auch. Ich war tief enttäuscht, dass aus dem Auslandsstudium nun nichts geworden war.

Ich hatte eine Freundin, die sich ebenfalls in den Kopf gesetzt hatte, im Ausland zu studieren. Sie wollte auf Nummer sicher gehen und belegte deshalb ein halbes Jahr lang einen religiösen Lehrgang. Sie bestand den Test glänzend. Nun verlangte das Ministerium von ihr, dass sie einen Mann aus ihrem Kurs heiraten sollte, damit sie, im Ausland allein auf sich gestellt, moralisch nicht verkommen würde.

»Ich kann doch nicht einfach irgendeinen x-beliebigen Mann aus meinem Kurs heiraten, nur damit ich im Ausland studieren kann«, sagte sie entsetzt. Sie weigerte sich. Fazit: Sie verfügte zwar über mehr Wissen in Religion als ich, aber auch sie konnte nicht im Ausland studieren.

Mir blieb also nichts anderes übrig, als abzuwarten, bis die iranischen Universitäten den Lehrbetrieb wieder aufnahmen. Durch die Kulturrevolution verzögerten sich auch dort die Aufnahmeprüfungen, die ganz neue Inhalte bekamen. Jetzt mussten neben den Fragen zu den allgemeinen Abiturfächern auch Fragen in Arabisch und Religion beantwortet werden.

Ein weiteres Problem stellte sich mir in den Weg. Die neuen Machthaber verteilten die Studienplätze oft nur an sehr religiöse Studienanwärter. Ich hatte trotzdem Glück und wurde zu einem Aufnahmetest zugelassen.

Ich wusste, dass der Test neben den Fächern Chemie, Physik, Mathematik, Biologie auch religiöse Fragen beinhaltete, war aber nicht bereit, mich in diesem Fach weiterzubilden. Ich sah keinen Sinn darin und fragte mich, was religiöse Fragen an der Uni zu suchen hatten? Die neue Regierung begründete die Regelung damit, dass die Religion die Grundlage allen Lebens sei. Deshalb müsse darin jeder Iraner Bescheid wissen. Ich rebellierte gegen die neue Regelung, indem ich nicht lernte. Trotzdem ging ich zu der Aufnahmeprüfung. Das musste ich natürlich bitter büßen. Ich konnte keine der religiösen Fragen beantworten. Während ich alle Fragen in Geschichte, Chemie, Physik und Mathematik sehr gut beantworten konnte, starrte ich bei den religiösen Fragen Löcher in die Luft und langweilte mich zu Tode. Natürlich beantwortete ich jede Frage falsch.

»Ich habe den Test ganz sicher nicht bestanden«, sagte ich zu meiner Mutter, als ich nach Hause kam. Meine Mutter, grundsätzlich eine positiv eingestellte Frau und unerschütterlich im Glauben an ihre begabten Töchter, gab die Hoffnung nicht auf. An dem Tag, als die Prüfungsergebnisse in der Zeitung veröffentlicht werden sollten, suchte sie jedoch vergeblich nach meinem Namen. Ich war traurig darüber, dass ich nicht bestanden hatte. Aber nur, weil ich glaubte, meine Eltern wären enttäuscht von mir. Mir selbst war das Ergebnis ja schon nach dem Test klar gewesen.

Und dann klappte es doch noch. Durch die Kulturrevolution gab es nicht besonders viele Studenten an der Uni. Deshalb beschloss das zuständige Ministerium, ein halbes Jahr später noch einmal einen Aufnahmetest durchzuführen. Dieses Mal wusste ich, worauf es ankam. Ich hatte vier Monate Zeit, Religion und Arabisch zu lernen. Arabisch hatten wir an der Schule nicht gehabt, deshalb war die Sprache völlig neu für mich. Vier Monate lang setzte ich mich von morgens um sechs Uhr bis nachts um zwölf Uhr an meinen Schreibtisch und lernte. Pause machte ich nur zu den Mahlzeiten. Und es funktionierte. Zumindest reichte mein Wissen nun, um den Test zu bestehen.

Einige Wochen später stand ich in der Zeitung. Eine Nachbarin machte meine Mutter darauf aufmerksam. »Deine Tochter hat den Test bestanden und ist an der Medizinischen Fakultät in Teheran angenommen worden«, sagte sie. Die Nachbarin freute sich sehr für mich, jedenfalls glaubte ich das damals. Später sollte sich allerdings herausstellen, dass ihre Freude über meinen bestandenen Test eine ganz andere Ursache hatte.

Sohrab

Für mich stellte die Kulturrevolution eine Zeit der Einsamkeit dar. Ich war mehrere Monate zu Hause und fühlte mich dort wie eingesperrt. So schlug mir meine Mutter eines Tages vor: »Toba, du könntest doch ein wenig ausgehen. Genieße deine freie Zeit. Vielleicht möchtest du die Sachen, die ich gestrickt habe, verkaufen? Dann würdest du auch einmal wieder unter Leute kommen.«

Ich fand die Idee gut. Es war eine Möglichkeit, der Einsamkeit zu entfliehen, denn es war damals nicht üblich, sich ungeniert auf der Straße zu bewegen oder zu Freunden zu gehen. Ich fand einen kleinen Tisch in einem Teheraner Einkaufszentrum, und von dort aus konnte ich wie durch ein kleines Fenster verstohlene Blicke auf die Welt draußen werfen. Nach den langen Monaten der Einsamkeit fühlte ich mich wie befreit. Ich war sehr neugierig auf diese Welt.

Ich legte die Strickwaren meiner Mutter aus und war guten Mutes, die Pullover und Jacken innerhalb kürzester Zeit zu verkaufen.

Neben meinem Tisch hatte ein junger Mann ebenfalls seinen Verkaufstisch aufgestellt. Ich schätzte ihn auf knapp über zwanzig. Er hatte Reis und Linsen im Angebot. Er war ein fleißiger Verkäufer, fand jedoch trotzdem immer noch Zeit zu mir herüberzuschauen.

Eines Tages kam meine Mutter in den Laden. Sie bemerkte den jungen Mann am Nachbartisch sofort und flüsterte mir zu: »Pass auf, Toba, dieser Mann liebt dich.« Ich war sehr erstaunt und nahm nun zum ersten Mal von ihm Notiz.

Ein paar Tage später verkündete der junge Mann: »Ich habe mein Auto dabei, ich werde euch heute Abend alle nach Hause fahren.«

Die Kollegen an den anderen Tischen nahmen die Einladung gerne an. Ich fand die Idee auch gut. So stiegen wir am Abend alle in sein Auto, und er fuhr uns nacheinander nach Hause. Am Schluss saß nur noch ich in seinem Auto.

»Warum hast du alle anderen Kollegen vor mir nach Hause gefahren?«, fragte ich ihn. »Ich wohne doch viel näher am Einkaufszentrum als die anderen. Es wäre einfacher für dich gewesen, mich zuerst abzusetzen.«

Der junge Mann wurde verlegen und sagte: »Ich wollte eben gerne noch eine Weile mit dir allein reden.«

Wir redeten und redeten. Sein Name war Sohrab und er war ein guter Redner. Mir gefiel, was er sagte. Er erzählte mir, dass er Student an der Teheraner Uni sei, dass er aber gerade nicht studiere, weil die Uni geschlossen sei. Der junge Mann war mir sehr sympathisch.

Von nun an fuhr Sohrab mich oft nach Hause. Manchmal kamen die Kollegen und fragten: »Sohrab, fährst du uns heute wieder nach Hause?«

Dann sagte er: »Tut mir Leid, heute geht es nicht.«

In Wahrheit war er mit mir verabredet. Wir genossen die Zweisamkeit in seinem Auto. Ein weiterer Fahrgast hätte da nur gestört. Ich mochte es, wenn ich mit ihm über Literatur reden konnte. Das war eines meiner Lieblingsthemen, und Sohrab wusste gut darüber Bescheid. Ganz besonders aber gefiel mir die Lebendigkeit, die er ausstrahlte, und seine Hilfsbereitschaft anderen gegenüber. Wenn jemand ein Problem hatte und es nicht lösen konnte, dann sagten die Kollegen: »Lasst uns zu Sohrab gehen. Er wird eine Lösung finden.« Er hörte sich die Sorgen der anderen an und gab

Ratschläge. Ich beobachtete Sohrab in dieser Zeit viel und stellte bald fest, dass ich mich in ihn verliebt hatte.

Ich wusste, dass meine Eltern gegen eine Beziehung zwischen Sohrab und mir gewesen wären, denn sie wollten, dass ich erst einmal studiere und einen ordentlichen Beruf erlerne.

So waren Sohrab und ich übereingekommen, dass wir unsere Treffen noch eine Weile geheim halten wollten.

Mit der Zeit wurden wir allerdings mutiger, so dass mich Sohrab am Abend auch bis in meine Straße begleitete. Ich war jung und glücklich verliebt. Ich glaubte, dass uns niemand etwas anhaben konnte. Doch ich sollte mich gründlich täuschen.

Toba, die Medizinstudentin

Einige Wochen später musste ich zum Uni-Sekretariat kommen, um mich einzuschreiben. Ich fuhr morgens mit dem Minibus in die Stadt. Ich war sehr aufgeregt, denn ich freute mich sehr, nun eine richtige Studentin zu werden. Als ich im Bus saß und aus Langeweile auf meine Hände schaute, fuhr mir der Schreck in die Glieder. Meine Fingernägel waren zu lang. Ich selbst fand sie zwar nicht zu lang, aber die neuen Sittengesetze verboten auch diese Länge. Hoffentlich erwischt mich nicht ein *Basij*, dachte ich. Um das Volk zu kontrollieren, ob die neuen Sittengesetze auch eingehalten wurden, hatte der Staat Sitten- und Tugendwächter eingesetzt, die so genannten *Basij*, die die Bevölkerung auf den Straßen überprüften.

Mit ihnen hatte ich schon einmal in der Vergangenheit Bekanntschaft gemacht. Eines Tages war ich mit meiner Mutter in der Stadt unterwegs. Dass ein paar Haarsträhnen unter meinem Kopftuch hervorschauten, hatte ich nicht bemerkt. Plötzlich hielt ein Auto vor mir, eine Frau sprang heraus und versperrte mir den Weg. Es war eine *Basij*. Sie trug einen Tschador, der bis zum Boden reichte und dessen Kapuze bis tief in das Gesicht hineinfiel und nur ein Auge frei ließ, mit dem sie versuchte, die ganze Straße zu überwachen. Sie zeigte auf meine Haarsträhnen: »Schwester, bitte stecke deine Haare unter dein Kopftuch.«

Ich war sehr verärgert über diesen Überfall auf offener Straße. Ich leistete der Aufforderung jedoch sofort Folge, denn ich wollte keine Unannehmlichkeiten bekommen. Dann sah sie, dass ich unter meinem Mantel eine Feinstrumpfhose trug.

»Was ist das?«, fragte sie. »Du weißt, dass du Wollstrümpfe tragen sollst. Du kommst sofort mit.«

Neben dem Wagen, aus dem die *Basij* herausgesprungen war, hatte ein Minibus gehalten. Dorthin führte sie mich. Meine Mutter erkannte die Gefahr sofort und begann laut zu weinen und zu schreien: »Wohin bringt ihr meine Tochter? Lasst meine Tochter sofort los!« Sie lamentierte so laut, dass Passanten auf der Straße aufmerksam wurden. Ich stand bereits bei dem Minibus und sah, dass er fast voll war mit Leuten, die eine Sünde gegen die guten Sitten begangen hatten. In einer Ecke saß eine geschminkte Frau. Schminken verstieß ebenfalls gegen die guten Sitten, deshalb hatten die *Basij* sie mitgenommen. Nein, ich wollte nicht einsteigen. Was würde wohl mit mir geschehen, wenn ich erst einmal dort drin saß? Meine Mutter schrie und bettelte, dass mich die *Basij* wieder loslassen solle. Dieser wurde die ganze Sache nun langsam zu heiß. Immer mehr Passanten standen um meine Mutter herum und begannen auf die *Basij* einzureden. Schließlich ließ mich die *Basij*, die mit der Situation völlig überfordert war, laufen. Sie sprang in ihr Auto und brauste mit ihren Kollegen davon, gefolgt vom Minibus.

Ja, die Sitten im Iran wurden seit der Revolution immer strenger. Wenn man in Teheran auf ein Amt ging, standen am Eingang Sittenwächter, die die Frauen kontrollierten, ob sie Make-up, Lippenstift oder Seidenstrümpfe trugen. Wenn sie eine Frau mit Seidenstrümpfen erwischten, wurde sie zurück nach Hause geschickt, damit sie Wollstrümpfe anzog. Manche Ämter erleichterten es den Frauen, indem sie am Eingang Körbe mit Wollstrümpfen, die die Frauen bei ihrem Besuch überziehen konnten, aufgestellt hatten.

Und nun drohte neuer Ärger wegen meiner Fingernägel. Wenn mich ein Uni-Angestellter mit diesen Fingernägeln sehen würde – nicht auszudenken. Ich würde mir sofort einen Tadel einhandeln, noch bevor ich überhaupt mein Studium begonnen hatte. Das wollte ich auf gar keinen Fall riskieren. Was war also zu tun? Ich hatte keine Nagelschere dabei. Ich überlegte und in meiner Verzweiflung fiel mir nichts Besseres ein, als in aller

Eile alle Fingernägel einfach abzubeißen. Bis ich an der Uni angekommen war, hatte ich alle zehn Fingernägel kurz gebissen. Schön sah es zwar nicht aus, aber ich beruhigte mich damit, dass ich die schiefen Nägel daheim wieder gerade feilen konnte.

Im Uni-Sekretariat angekommen, wurde meine Geduld und die Geduld hunderter anderer zukünftiger Studenten auf eine harte Probe gestellt. Wir standen in langen Reihen und warteten, bis wir endlich unsere Anmeldebögen ausfüllen konnten. Die Schlange rückte nur langsam voran. Zwischendurch gingen die Anmeldebögen aus, was das Warten noch verlängerte, denn die Uni-Angestellten hatten es nicht sehr eilig, für Nachschub zu sorgen. Ich wurde ungeduldig und schimpfte vor mich hin. »Nie haben die hier etwas im Griff. Hier muss man ja ewig warten.«

Einer der Universitätsangestellten hörte das und zischte: »Wenn Sie hier studieren wollen, dann sind Sie jetzt besser ruhig.«

Ich erschrak über die heftige Reaktion des Mannes und verstummte.

Aus den Augenwinkeln sah ich, dass alle Umstehenden, als ich zurechtgewiesen wurde, betreten zu Boden blickten. In der Menge sah ich aber auch eine junge Frau, etwa in meinem Alter, die mir direkt in die Augen schaute. Sie lächelte mir aufmunternd zu und schimpfte ebenfalls leise vor sich hin.

Sie trug ein dunkelrotes, mehrfarbiges Kopftuch, das eher aussah wie ein Schal. Sie kommt wohl nicht aus Teheran, denn Teheranerinnen tragen dunkle Kopftücher, dachte ich. Ich vermutete, dass die junge Frau aus dem Nordiran kam, dort sind bunte Kleider modern und eine alte Tradition zugleich.

Wir kamen miteinander ins Gespräch. »Mein Name ist Schirin. Ich möchte auch Medizin studieren«, erzählte sie mir. Ich spürte, dass ich mich mit Schirin gut verstehen würde. Wir redeten noch lange miteinander, und jetzt freute ich mich noch mehr auf das Studium.

An diesem Tag begann eine Freundschaft, die bis heute anhält.

Ich ging gerne zur Uni, denn ich hatte Freude daran, etwas Neues zu lernen. Morgens um sieben Uhr ging ich aus dem Haus und nahm meist den Minibus. In Teheran wusste man nie genau, ob der allgemeine Stadtbus pünktlich war. Bis der Bus sich durch den dichten Straßenverkehr gewühlt hatte, benötigte er fast eine Stunde. Oft war er so überladen, dass ich nur noch auf das Trittbrett springen und mich an der Haltestange festhalten konnte. Das war sehr gefährlich und jedes Mal ein Abenteuer, aber durchaus üblich in Teheran. Es gab auch keine festen Haltestellen, die von den Busfahrern angefahren wurden. Wenn man aussteigen wollte, rief man dem Fahrer zu: »Halt, anhalten«, und er versetzte dem Bremspedal einen kräftigen Tritt. Das rüttelte zwar alle Fahrgäste durcheinander, aber die Teheraner waren das bereits gewöhnt. Deshalb bevorzugte ich den Minibus.

Die Uni begann um acht Uhr. Neben den klassischen medizinischen Fächern gehörten auch Persisch und islamische Geschichte zu unserem Studienplan. Am späten Nachmittag, nach der letzten Vorlesung, kam ich nach Hause. Dann setzte ich mich meist gleich wieder an meine Bücher. Ich lernte oft bis in die Nacht hinein. So etwas hat mir nie viel ausgemacht, denn ich lernte bereits während meiner Schulzeit gut und gerne. Wenn ich allein in meinem Zimmer saß und lernte, kam Ruhe über mich. Ein tiefer Frieden breitete sich in mir aus, den ich sehr genoss. Für mich war es die schönste Zeit des Tages.

Der Moralkodex und die kleinen Sünden an der Uni

Die Uni eröffnete mir eine ganz neue Welt. Ich lernte neue Menschen kennen und das Leben war viel bunter als in den Monaten während der Kulturrevolution, in denen ich mich sehr einsam gefühlt hatte. Aber die Enge in der Gesellschaft, die sich seit der Revolution ganz allmählich in unseren Alltag eingeschlichen hatte, war auch an der Uni deutlich zu spüren. Für uns Frauen waren die Einschränkungen besonders einschneidend. Es war nicht nur unser äußeres Erscheinungsbild, das uns die neue Regierung diktierte, sondern auch unsere Verhaltensweisen wurden kontrolliert. Die Sittenwächter patrouillierten auch an der Uni und überwachten uns auf Schritt und Tritt.

Zum Beispiel durften wir Frauen niemals den Blick heben. Wir mussten stets mit gesenktem Haupt umherlaufen. Damit sollte vermieden werden, dass uns ein männlicher Kommilitone – der ebenfalls mit gesenktem Blick umherlaufen musste – in die Augen schauen konnte, denn das wäre sehr unsittlich gewesen.

Wenn eine Studentin mit einem Studienkollegen sprach, dann musste jeder während des Gesprächs zur anderen Seite schauen, damit einer dem anderen nicht in die Augen sehen konnte. Bei solch einem Anblick musste ich jedes Mal kichern, denn es sah unnatürlich aus. Manche verrenkten sich regelrecht, wenn sie miteinander sprachen, nur um sich nicht in die Augen zu sehen.

Mit dem gesenkten Kopf hatte ich meine besonderen Schwierigkeiten. Das war für mich der körperliche Ausdruck für Trauer und ich war doch gar nicht traurig. Ich war meistens fröhlich und lachte gerne. Ich wurde von Kommilitonen, die sehr religiös waren, oft ermahnt, den Kopf zu senken, wenn ich durch die Gänge lief. Meine neue Freundin Schirin ermahnte mich ebenfalls, denn sie hatte Angst, dass ich »wegen so einer Kleinigkeit« Schwierigkeiten bekommen würde.

Aber ich zog Schwierigkeiten sowieso magisch an. Es geschah sehr oft, dass ich spontan loslachen musste. Ich fing mir dann jedes Mal von den sittenstrengen Studienkollegen einen Rüffel ein. Als ich schon in einem höheren Semester und bereits verheiratet war und ich wieder einmal lächelte, anstatt ein ernstes Gesicht zu machen, so wie es Vorschrift ist, sagte einer der Sittenwächter zu mir: »Toba, du weißt doch, dass du nicht lachen sollst. Wenn du nicht verheiratet wärst, dann würdest du jetzt von der Uni fliegen. Aber da du durch deine Heirat nun nicht mehr den Eindruck erweckst, dass du die Aufmerksamkeit der Männer auf dich ziehen möchtest, reicht es, wenn ich dich verwarne.«

Ich wollte durch mein Lachen nie die Aufmerksamkeit auf mich lenken. Ich lachte, weil die Freude aus meinem Herzen kam. Was aus meinem Herzen kam, konnte ich noch nie gut zurückhalten. Außerdem, wer die Aufmerksamkeit auf sich lenken will, der tut es auch dann, wenn er verheiratet ist. Ich erwiderte jedoch nichts auf diesen Unsinn und ging einfach davon.

Die Winter im Iran waren sehr streng. Selbst in Teheran waren die Straßen stark verschneit, was ich eigentlich sehr schön fand. Die weiße Schneedecke ließ die Straßen für kurze Zeit blütenweiß erscheinen. Meist verwandelte sich der Schnee jedoch sehr schnell in braunen, wässrigen Matsch. Schirin und mich verleitete der erste Schnee immer wieder zu einer Schneeballschlacht. Auch ein kleiner Spaß, den die neuen Gesetze uns verwehrten. Aber wir machten es trotzdem. Wenn wir über das Unigelände gingen, formten wir kleine Schneebälle und bewarfen uns damit, wenn uns niemand sah. Wir hatten eine Menge Spaß dabei und hatten die größte Mühe, allzu lautes Lachen zu vermeiden. Unsere Mäntel waren oft voller Schnee. Die strengen Sittenwächter wunderten sich, wenn sie uns kommen sahen, aber sie konnten uns nie nachweisen, dass wir mit Schneebällen geworfen hatten. Das bereitete uns eine diebische Freude.

Wir hatten eine sehr gut bestückte Unibibliothek in Teheran, die ich oft und gerne benutzte. Zu den Bibliotheksräumen führten zwei Treppenaufgänge. Der eine war den Frauen vorbehalten, der andere den Männern. Ich fand diese Einteilung völlig absurd, aber wir mussten uns an diese strenge Trennung halten. Manchmal, wenn uns niemand sah, ging ich den Treppenaufgang für Männer hoch. Schirin stand unten und schimpfte: »Toba, komm sofort zurück. Wenn dich jemand erwischt, dann fliegst du von der Uni. Du fällst sowieso oft genug unangenehm auf.«

Aber ich hörte nicht auf meine Freundin und tat es immer wieder. Mir klopfte jedes Mal das Herz bis zum Hals. Doch der Reiz des Verbotenen gab mir den Kick, die neuen Gesellschaftsregeln immer wieder zu missachten. Jedes Mal, wenn es mir gelungen war, unerkannt die Männertreppe hinaufzulaufen, fühlte ich mich, als ob ich einen kleinen Sieg gegen die sinnlosen Gesetze errungen hätte.

Eines Tages rannte ich wieder einmal die Männertreppe hinauf, und da passierte es. Ein Student kam mir auf der Treppe entgegen. Auweia, Toba, jetzt bist du dran. Der verpfeift dich bestimmt, dachte ich. Mein Herz schlug laut. Schirin stand unten an der Treppe und zitterte am ganzen Körper. Mit großen, schreckgeweiteten Augen beobachtete sie das Geschehen auf der Treppe. Ich nahm meinen ganzen Mut zusammen und tat so, als wäre es das Normalste von der Welt die Männertreppe zu benutzen. Mit hoch erhobenem Haupt – noch ein Vergehen – ging ich an dem Studenten vorüber. Der sah mich erstaunt an. Plötzlich glaubte ich in seinen Augen ein kleines, verschmitztes Funkeln zu entdecken. Und in dem Moment wusste ich, dass er mich nicht verraten würde. Ich war erleichtert und freute mich, dass es noch einige andere Studenten gab, die genauso dachten wie ich und die Regeln dumm fanden.

Die Vorlesungen an der Uni waren sehr gut. Die Dozenten und Professoren hatten ein hohes Fachwissen. Allerdings waren sie keine Forscher. Wissenschaftliche Forschung gab es so gut wie gar nicht im Iran. Das war sehr schade. Das Geld wurde in andere Bereiche investiert, wie zum Beispiel in die Rüstung. Was die Professoren im Iran auszeichnete, war, dass sie ein profundes Lehrbuchwissen hatten und einen reichen Erfahrungsschatz, an dem sie ihre Studenten teilhaben ließen. Mit den meisten Professoren kam ich deshalb an der Uni sehr gut klar.

Mit Professor Faregh war das jedoch eine ganz besondere Sache. Jeder musste seine Vorlesung besuchen. Er war Allgemeinarzt und ein großer, schlanker Mann mit einem maskenhaften Gesicht. Aus seinen Augen schaute die Schläue des Fuchses.

Wenn er Vorlesungen hielt, kam er immer flankiert von mindestens zehn Leibwächtern in den Hörsaal. Ich hatte den Eindruck, dass er stolz auf seine Gefolgschaft war. Sie verlieh ihm eine gewisse Wichtigkeit. Die Leibwächter verteilten sich im Hörsaal und kamen sich ebenfalls ziemlich wichtig vor. Hob ein Student den Arm, um anzuzeigen, dass er an Professor Faregh eine Frage hatte, richteten sich zehn kritisch blickende Augenpaare auf den Studenten. Gleichzeitig blitzten Schusswaffen unter den Jacken der Leibwächter auf. Bald traute sich kein Studenten mehr, irgendwelche Fragen zu stellen, denn jeder fühlte sich von den bohrenden Blicken der Leibwächter bedroht. Diese Vorlesung strich ich schon bald aus meinem Studienplan, denn die Atmosphäre im Hörsaal war mir sehr unangenehm. Ich zog es vor, den Stoff aus dem Lehrbuch zu lernen.

Im Fach Kinderheilkunde hatten wir einen Professor, der fünf Jahre in Amerika gearbeitet hatte. Man hätte meinen sollen, dass er an den westlichen Standard gewöhnt war und dass er sich nur schwer an das Regime anpassen konnte. Aber ganz im Gegenteil: Er passte sich sofort wie ein Chamäleon den neuen Machtverhältnissen und den neuen Regeln an. War er vor kurzem noch in Anzug und Krawatte in der Vorlesung erschienen, wusch er sich nun kaum noch und er zog nur noch alte, schmutzige Schlappen an, um zu beweisen, wie wenig er auf den westlichen Standard Wert legte.

In der Facharztausbildung war er unerträglich. Er leitete in der Klinik eine eigene Abteilung. Normalerweise trafen sich alle Ärzte mit dem Chef morgens zur Frühbesprechung. Das war eine gute Gelegenheit, alle schwierigen Fälle zu besprechen. Er jedoch schaffte diese sinnvolle Einrichtung sofort ab. Statt eine Frühbesprechung zu leiten, saß er mit seinem *Tasbih* – einer Gebetskette aus Perlen – vor seinen Ärzten und betete zwei volle Stunden lang. Immer wieder betonte er, dass alle Menschen – seine Ärzte natürlich eingeschlossen – schlecht seien. Wir hörten ihm schweigend zu. Schließlich redete er sich so in Ekstase, dass er am Ende selbst davon überzeugt war, dass die Menschheit schlecht sei und er bitterlich zu weinen begann. Ich atmete jedes Mal erleichtert auf, wenn diese zwei Stunden zu Ende waren.

Toba, die Praktikantin

Während des Studiums standen auch Praktika auf unserem Studienplan. Ich machte sie in einer Klinik in Teheran. Dabei kam ich durch alle Abteilungen: Chirurgie, Radiologie, Pädiatrie und so weiter. Als ich in der Abteilung für Frauenheilkunde war, erlebte ich zum ersten Mal eine Geburt mit. Zuerst fand ich es faszinierend, dabei zu sein und zuzusehen, wie ein kleiner Mensch zur Welt kam.

Die werdende Mutter lag auf dem Bett und ein großer, dicker Bauch wölbte sich etwa in der Mitte des Bettes in die Höhe. Der Bauch sah aus wie eine dicke Wassermelone. Die Geburtshelferin und die Ärztin waren bei der Gebärenden und gaben ihr Befehle: »Pressen, pressen«, sagten sie immer wieder zu der Frau, die sich die größte Mühe gab und presste. Sie presste so stark, dass ich glaubte, ihr drücke es die Augen aus den Höhlen. Aber das Kind hatte wohl die Notbremse gezogen und wollte nicht durch den Geburtskanal rutschen. Immer wieder presste die Frau, so gut sie konnte. Dann schnappte sie wieder nach Luft. Ich konnte an ihrem Gesichtsausdruck erkennen, wenn sich wieder eine neue Wehe ankündigte. Ihr Gesicht verzerrte sich und sie schrie fürchterlich. Ich litt mit der Frau mit und war unglaublich aufgeregt. Ich hätte der Frau am liebsten geholfen, aber ich wusste nicht wie. So blieb mir nichts anderes übrig, als hilflos zuzusehen, wie sich ein kleines Menschlein auf diese Welt mühte.

Schließlich konnte ich den kleinen Kopf erkennen, der sich seinen Weg durch eine, wie mir schien, viel zu kleine Öffnung durchdrücken wollte.

Ich litt so sehr mit der Frau, dass ich mir ihre Schmerzen in etwa ausmalen konnte. Im Stillen hoffte ich jedoch, dass das Leiden der Frau bald vorbei sein möge. Doch das Schreien der Frau wurde bald unerträglich für mich. Schweißperlen standen mir auf der Stirn. Meine Hände waren kalt und nass vom klebrigem Schweiß. Ich spürte, wie langsam Schwäche in mir hoch kroch. Meine Beine wurden weich wie Gummi und das Blut wich mir aus den Wangen. Nichts wie raus hier, dachte ich. Mit letzter Kraft schaffte ich es gerade noch ins Arztzimmer und ließ mich dort wie ein nasser Sack auf einen Stuhl fallen. Ich lehnte den Kopf gegen die Wand und atmete tief durch. Nur jetzt nicht schlapp machen, schoss es mir durch den Kopf. In Zukunft wirst du das noch öfter erleben, also gewöhne dich besser gleich daran.

Langsam kamen meine Lebensgeister zurück und ein Glas Wasser brachte mich wieder zu Kräften. Auf leisen Sohlen schlich ich wieder zurück zu der Gebärenden.

»Ich habe heute Morgen wohl zu wenig gefrühstückt«, murmelte ich entschuldigend.

Die Krankenschwester lächelte mich verständnisvoll an.

Zwischenzeitlich war das Kind zur Welt gekommen. Ein kleines rosiges Baby, das aus Leibeskräften schrie. Ich freute mich, dass alles gut ausgegangen war. Nun war ich wieder voll da.

Ich half mit, das Neugeborene zu versorgen. Am liebsten hätte ich es gar nicht mehr aus meinen Armen gegeben. Ich fand alle Babys so süß, dass ich mich an ihnen gar nicht satt sehen konnte. Meinen Kollegen ging es nicht anders. Weil wir nicht genug Betten für die Babys hatten, legten wir manchmal drei Kinder in ein Bett. Dann hat jeder nach »seinem« Kind gesucht, bei dessen Geburt er dabei war.

Leider mussten wir die Babys an die Mütter abgeben, wenn diese die Klinik verließen.

Ich wurde nie wieder schwach. Mit der Zeit konnte ich sogar pure Freude empfinden, wenn ich eine Geburt miterlebte. Heute gehört eine Geburt zu den schönsten Momenten in meinem Berufsleben.

Nachtdienst machten wir alle nicht sehr gerne, denn wir wussten, dass wir nicht viel Nachtschlaf bekommen würden. Das lag jedoch nicht an den Patienten, die in der Nacht unsere Hilfe benötigten, sondern an dem Hausmeister, der sein Nachtquartier mit uns teilte.

Im Garten der Klinik stand für uns Praktikanten ein Pavillon. Dieser Pavillon war in mehrere Zimmer aufgeteilt, in denen wir zu viert oder fünft schliefen. Im Flur des Pavillons hatte Mohammed, der Hausmeister, sein Nachtlager aufgeschlagen. Mohammed war ein untersetzter, kräftiger Mann mit einem immens dicken Bauch. Er hatte eine schmierig glänzende Glatze und einen dichten, wolligen Bart, der ihm bis auf die fette Brust reichte. Forderte die Klinik in der Nacht einen Praktikanten zum Beispiel aus der Chirurgie an, rief ein Angestellter bei Mohammed auf dem Flur an. Mohammed wälzte sich aus seinem Bett, so dass jede Sprungfeder laut quietschte, schlurfte über den Gang zum Zimmer des Praktikanten, kraulte seinen dicken, behaarten Bauch, hämmerte laut gegen die Türe und rief: »Ein Praktikant soll in die Chirurgie kommen.« Von diesem Lärm wurden nicht nur die Praktikanten der Chirurgie wach, sondern auch die aus den anderen Abteilungen, die in den Nachbarzimmern schliefen. Danach schlurfte Mohammed wieder zurück, warf sich schwerfällig auf sein Nachtlager, so dass wir die gequälten Sprungfedern bis in unsere Zimmer hören konnten, und er begann sofort wieder laut zu schnarchen. Dieser Vorgang wiederholte sich in mancher Nacht mehrmals.

Diesen ohrenbetäubenden Schnarchton werde ich wohl nie vergessen, denn er raubte mir so manchen wohlverdienten Nachtschlaf.

Ich, wie auch meine Kollegen, hatten Angst vor der ersten Nacht, in der wir selbst einmal von Mohammed geweckt und in die Klinik abberufen würden, denn wir hatten gehört, dass einige Zeit vorher ein Mann in dem Klinikpark, durch den wir Praktikanten gehen mussten, wenn wir in die Klinik wollten, tot aufgefunden worden war. Er war in der Nacht überfallen, beraubt und dann umgebracht worden. Den oder die Mörder hatte die Polizei nicht erwischt.

Eines Nachts war es so weit. Ich wurde von Mohammed lautstark, wie immer, aus dem Schlaf getrommelt. Ich sollte in die

Klinik kommen. Ich zog mich an, dabei ballte sich mein Magen zu einem dicken, harten Klumpen.

Nur jetzt nicht schlapp machen, dachte ich. Aber die Vorstellung, einhundertfünfzig lange Meter durch den stockfinsteren Park bis zur Klinik laufen zu müssen, versetzte mich in Panik. Die Klinikleitung hatte es auch nach dem Mord nicht für nötig befunden, Laternen im Garten anbringen zu lassen. Das machte mir besonders zu schaffen.

Ich schlich an dem schon wieder schnarchenden Mohammed vorbei zur Tür, öffnete sie vorsichtig und spähte nach links und nach rechts. Es herrschte totale Finsternis. Ich konnte nichts Verdächtiges in der Dunkelheit erkennen. Aber auch wenn ich niemanden entdeckt hatte, konnte ich mir nicht sicher sein, dass die Luft wirklich rein war. Am liebsten hätte ich mich wieder in mein Bett verkrochen und die Decke über meinen Kopf gezogen. Aber ein Zurück gab es jetzt nicht mehr. Ich musste durch diesen schrecklichen, dunklen Park, in dem einige Wochen zuvor ein Mörder sein Unwesen getrieben hatte.

Ich atmete einmal tief durch und zählte: »Eins, zwei, drei.« Und dann spurtete ich los. Ich rannte, als ob eine Horde Furien hinter mir her wäre, nicht links und nicht rechts schauend. Ich rannte und rannte und der Weg bis zur Klinik, deren Lichter ich in der Ferne erkennen konnte, schien endlos zu sein. Dann endlich hatte ich den Klinikeingang erreicht. Schweißgebadet und völlig außer Atem kam ich dort an. Ich fühlte mich, als ob die Strecke in der Nacht zehn Mal länger wäre als bei Tag.

Während meiner Praktikumszeit legte ich einige Male solch einen nächtlichen Sprint hin, passiert ist mir zum Glück nie etwas.

Ali

Meine heimlichen Treffen mit Sohrab setzte ich während des Studiums fort. Sohrab studierte ebenfalls an der Uni in Teheran. Obwohl es nicht erlaubt war, trafen wir uns täglich auf dem Unigelände oder wir redeten auf der Straße heimlich miteinander. Das war aufregend und romantisch zugleich. Sohrab konnte sehr romantische Dinge sagen, und da ich selbst eine sehr romantische Person bin, hätte ich ihm bis in alle Ewigkeit zuhören können.

Wenn er redete, dann war unsere Zukunft eine einzige rosarote Wolke, in der wir leben würden. So sagte er zum Beispiel, wenn wir einmal verheiratet wären, dann bräuchte ich den ganzen Tag nichts im Haushalt zu machen. »Du brauchst nur dazusitzen und nichts zu tun. Ich werde den ganzen Haushalt allein machen.«

Zum Glück bin ich auch noch ein bisschen Realistin geblieben. Ich kenne keinen Iraner, der allein für den Haushalt verantwortlich sein wollte. Weshalb sollte Sohrab da eine Ausnahme bilden? Ich glaubte ihm solche Reden nicht. Reden war Sohrabs Hauptstärke. Das machte ihn auch bei seinen Kollegen sehr beliebt. Er redete gerne und gut. Es machte mir Spaß, mit ihm zu diskutieren.

Sohrab und ich fuhren fast immer im Minibus zur Uni, das hatte den Vorteil, dass wir nebeneinander sitzen konnten. In den großen Stadtbussen war das nicht möglich, denn in ihnen gab es ein Männerabteil und ein Frauenabteil, die durch eine Schranke voneinander getrennt waren. Wenn man nicht aufpasste, stieg der Partner an einer anderen Haltestelle aus als man selbst. Dann half nur noch ein gemeinschaftliches lautes »Halt, halt« aus dem Bus oder von der Straße her und der Busfahrer wusste, dass beim Aussteigen noch nicht alle Paare wieder zusammengefunden hatten und er hielt noch einmal an. Schneller kamen die Busse dadurch natürlich auch nicht voran.

Obwohl wir nun viel zusammen waren, hofften wir, dass wir unsere Liebe noch eine Weile geheim halten konnten. Doch das ging natürlich, wie hätte es auch anders sein können, nicht lange gut. Wir wurden verraten, und zwar von einem Mann aus meinem Bekanntenkreis, dem ich das nie zugetraut hätte.

Sein Name war Ali und er war der Sohn der Nachbarin, die meine Mutter auf meinen bestandenen Aufnahmetest für die Uni aufmerksam gemacht hatte.

Ali und ich kannten uns noch aus der Zeit, als wir auf dem Nationalgymnasium gemeinsam in eine Schulklasse gingen. Er hatte gemerkt, dass ich mich am Abend öfter mit einem jungen Mann traf. Das machte ihn sehr wütend und eifersüchtig, denn er war selbst in mich verliebt, was ich allerdings nicht gewusst hatte.

Er studierte ebenfalls Medizin an der Uni in Teheran, und wir liehen uns manchmal gegenseitig Bücher aus. Ich wäre nie auf den Gedanken gekommen, dass er für mich mehr als Schulfreundschaft empfinden könnte.

Umso entsetzter war ich deshalb, als ich eines Abends wieder von einem meiner heimlichen Treffen mit Sohrab nach Hause kam und mein Studienkollege bereits bei meinen Eltern in der Küche saß. Ali hatte uns beobachtet und meinen Eltern alles erzählt – seine Version der Geschichte. Meine Eltern waren sehr wütend auf mich, als sie hörten, dass ich mich heimlich mit einem fremden Mann traf.

»Was soll das?«, fragte mein Vater mit hochrotem Kopf.

Leugnen war sinnlos, das wusste ich. Ich gab zu, dass ich Sohrab schon länger kannte und dass ich mich heimlich mit ihm traf. Meine Eltern versuchten, ihn mir auszureden. Aber es war vergeblich. Ich traf mich weiter mit ihm. Zwischen meinen Eltern und mir herrschte von nun an Streit. Das tat mir sehr Leid, denn ich wollte keinen Stress mit ihnen haben. Aber von Sohrab wollte ich auch nicht lassen.

Ali beobachtete mich nun auf Schritt und Tritt. Und genauso oft wie ich mich mit Sohrab traf, war Ali bei meinen Eltern und hinterbrachte ihnen, was ich wann und wo mit meinem Freund gemacht hatte. Und jedes Mal gab es hinterher Streit zu Hause. Das machte mich sehr wütend auf meinen Studienkollegen. Ich fragte mich, wie er es wagen konnte, sich so in mein Leben einzumischen.

Ali hingegen warf mir vor, dass ich immer so nett zu ihm gewesen sei und dass er deshalb angenommen habe, dass ich genauso in ihn verliebt sei wie er in mich.

»Toba, warum hast du das getan?«, fragte er mich einmal mit Verzweiflung in der Stimme.

Ich wusste nicht, was ich darauf antworten sollte. Ich hatte es nie so empfunden, dass ich zu ihm freundlicher war als zu anderen Menschen. Ich war zu jedem Menschen freundlich. Ich wäre nie auf die Idee gekommen, dass er meine Freundlichkeit missverstehen könnte.

»Ich habe nur Medizin studiert, weil ich dachte, deine Eltern wollten einen Arzt zum Schwiegersohn. In Wahrheit wäre ich lieber Elektroingenieur geworden«, gestand er mir einmal. Ich war entsetzt, als ich das hörte. Tatsächlich hatte Ali sich sowohl dem Test für das Fach Elektroingenieurwesen als auch für das Fach

Medizin unterzogen und beide Aufnahmeprüfungen bestanden. Dann hatte er sich für Medizin entschieden. Und das alles nur meinetwegen. Ich kam mir sehr schuldig vor, wusste aber eigentlich nicht so recht, was ich falsch gemacht hatte.

Er gestand mir auch, dass er es gewesen sei, der noch in der Nacht, als die Zeitungen die Namen der neuen Studenten abgedruckt hatten, zum Druckhaus gegangen war und sich die erste Zeitung geholt hatte, um nachzusehen, ob ich für den Studiengang Medizin zugelassen worden war. Hocherfreut hatte er es seiner Mutter erzählt und die hatte es gleich am nächsten Morgen meiner Mutter gesagt. Wir dachten damals, das sei eine nette nachbarschaftliche Geste gewesen. Dabei hatte sie sich nicht nur für mich, sondern vor allem auch für ihren Sohn gefreut.

Die Khasagaris

Obwohl ich Sohrab bereits kannte, machte ich gemeinsam mit meinen Eltern einige Khasagaris mit. Damit wollte ich meine Eltern zufrieden stellen. Ein *Khasagari* ist nichts anderes als eine Brautwerbung. Die Eltern eines erwachsenen, heiratsfähigen Mannes besuchen die Eltern einer erwachsenen heiratsfähigen Frau und fragen an, ob ihr Sohn deren Tochter heiraten dürfe. Einige solcher Treffen sind nötig, bis sich beide Familien über die Hochzeit einig sind. In der heutigen Zeit sind die *Khasagaris* nicht mehr so streng und so langwierig wie früher. Noch vor einem halben Jahrhundert aber hatte sich die Familie eines jungen Mannes zuerst in der Nachbarschaft der jungen Frau umgehört, um sich ein Bild über die Familie und das Mädchen zu machen, bevor man einen ersten *Khasagari*-Termin ansetzte. Um die Haushaltsführung der jungen Frau zu überprüfen, ist es vorgekommen, dass die Mutter des Mannes mit einer Schüssel Gemüse kam und die Kandidatin Erbsen, Karotten und Bohnen waschen und zubereiten musste.

Heute sind die zukünftigen Schwiegermütter nicht mehr so streng.

Bei meiner älteren Schwester war einige Jahre zuvor alles sehr unproblematisch verlaufen. Sie studierte Kunst an der Uni in Teheran. Dort hatte sie einen jungen Medizinstudenten kennen gelernt. Meine Mutter war begeistert von dem jungen Mann, denn seine Aussichten einmal ein gut verdienender Arzt zu werden, waren blendend. Ein Mediziner hatte immer gute Chancen bei meinen Eltern, insbesondere bei meiner Mutter. Und im Falle meiner Schwester hatte sie Recht behalten. Mein Schwager ist heute ein sehr gut verdienender Arzt.

Ich hingegen stellte meine Eltern wieder einmal vor eine Menge Probleme. Ich kann mich noch an ein besonders *khasagari-reiches* Jahr erinnern. Meine Eltern hatten jedes zweite Wochenende Besuch von der Familie irgendeines jungen Mannes, die gekommen war, um mit meinen Eltern über mich zu verhandeln. Ich lehnte jedoch jedes Mal ab. Ich wollte nicht heiraten. Meine Eltern waren sehr verärgert darüber.

Eine Studienkollegin kam eines Tages auf mich zu und fragte mich, ob ihre Eltern wegen eines *Khasagaris* zu meinen Eltern kommen dürften. »Mein Bruder ist Chirurg an der Klinik«, erklärte sie. Um meinen guten Willen zu zeigen, sagte ich der Studienkollegin zu. Am nächsten Wochenende statteten uns die Eltern und der junge Mann einen Besuch ab. Sie fuhren mit zwei Mercedes vor und parkten vor unserem Haus. Jeder in der Nachbarschaft konnte sehen, dass die Fremden zu meinen Eltern wegen eines *Khasagaris* kamen. Meine Eltern waren sehr stolz, denn der Mann bot finanziell für ihre Tochter große Sicherheit, wie schon der Fuhrpark erkennen ließ, mit dem sie angereist waren. Im Wohnzimmer wurde verhandelt. Der junge Mann war sehr gut aussehend und kam aus sehr reichem Haus. Zwei Kriterien, die ihn in den Augen meiner Mutter bereits zum Schwiegersohn machten.

Bei solch einem *Khasagari* legen die Eltern des jungen Mannes die finanziellen und gesellschaftlichen Verhältnisse offen. Diesen Eltern und dem jungen Mann konnte man aber auch so schon ansehen, dass sie reich waren. Die Mutter trug einen dicken Pelzmantel und viel Schmuck. »Mein Sohn und seine zukünftige Frau können von mir alles haben, was sie wollen. Ich bin finanziell so gut gestellt, dass ich ihnen jeden ihrer Wünsche erfüllen kann«, sagte die Mutter des jungen Mannes und ließ eine Menge goldener Armreifen an ihren Handgelenken klirren.

Meine Mutter war begeistert. Ein Arzt und noch dazu aus reichem Haus, was kann sich eine Mutter für ihre Tochter noch mehr wünschen?

Als die Familie am Abend gegangen war, gingen die Diskussionen los. »Na, wie findest du ihn, Toba? Er sieht gut aus , ist Arzt und lebt in gesicherten Verhältnissen.«

»Ja, aber ich will ihn nicht haben. Ich komme mir vor, als würden die Leute mich einkaufen. Mir geht es doch gar nicht um das Geld bei einem Mann. Ich will aus Liebe heiraten.«

»Toba, du bist schön dumm, wenn du dir diese Partie entgehen lässt«, warf meine Mutter ein. »Gib ihm und dir die Chance, euch ein bisschen näher kennen zu lernen.«

Aber ich wollte nicht auf solch eine Art und Weise heiraten. Am nächsten Wochenende rief die Mutter des jungen Chirurgen an und lud mich zu einem Tagesausflug ein. Ich wusste genau, auf was das hinauslaufen würde. Sie wollten mich näher kennen lernen, um zu überprüfen, ob ich für ihren Sohn geeignet wäre. Ich lehnte die Einladung jedoch höflich ab. Meine Mutter war unglücklich über diese Entscheidung.

»Das ist doch alles nur wegen Sohrab. Aber glaube mir, die Freundschaft mit ihm hält niemals ein Leben lang. Durch ihn lässt du dir so gute Partien entgehen. Wenn du heiratest, dann heirate einen reichen Mann, der dir finanzielle Sicherheit bieten kann.« Alles Reden meiner Mutter half jedoch nichts. Ich blieb bei meiner Entscheidung.

Meine Eltern verstanden mich nicht. Mir ging es bei meiner Absage nicht in erster Linie um Sohrab. Ich wollte nicht, dass überhaupt irgendwelche *Khasagaris* wegen mir veranstaltet wurden. Ich kam mir dabei vor wie eine Ware, um deren Preis verhandelt wurde. Das empfand ich als entwürdigend.

Ich wollte keinen dieser Söhne. Auch wenn sie aus sehr gutem Haus kamen und gute Berufe hatten, ich war nicht verliebt in sie. Für mich war die Liebe sehr wichtig in einer Ehe. Ich hatte mir fest vorgenommen, nicht ohne Liebe zu heiraten. Geld konnte ich mir schließlich selbst verdienen, darauf war ich bei meinem zukünftigen Ehemann nicht angewiesen. Außerdem war Geld nie besonders wichtig für mich gewesen, schon gar nicht beim Heiraten. Meine Eltern sahen sich nun gezwungen, die Anträge der Bewerber jedes Mal mit der Begründung abzulehnen: »Unsere Toba soll erst noch studieren.« So war ich immer wieder um das Heiraten herumgekommen und ich konnte meine Freundschaft mit Sohrab weiter beibehalten.

Alles hätte nun etwas entspannter sein können, wenn mein Studienkollege Ali mich nicht weiter beobachtet und verpetzt hätte. Der Streit zwischen meinen Eltern und mir und Alis Eifersüchteleien dauerten fast drei Jahre an. Es war immer wieder das Gleiche. Wenn ich nach Hause kam, waren meine Eltern bereits wütend auf mich und wir stritten wegen Alis Petzereien und wegen Sohrab, der meinen Eltern nach wie vor ein Dorn im Auge war.

Eines Tages eskalierte der Streit. Ich hatte genug von meinem Studienkollegen. Ich wollte nichts mehr mit ihm zu tun haben. Ich hatte mir kurze Zeit vorher Bücher bei ihm geliehen, die ich ihm nun zurückgeben wollte, um ihm zu zeigen, dass ich keinen Kontakt mehr zu ihm haben wollte. Ich ging eines Nachmittags zu ihm und brachte ihm die Bücher vorbei. Er machte mir wieder heftige Vorwürfe, weil ich mich immer noch mit Sohrab traf. Ali war schließlich so wütend geworden, dass er ausholte und mir mehrere Ohrfeigen gab. Ich war empört und rannte wutentbrannt zu Sohrab nach Hause, der sich mit seinem Bruder eine Wohnung ganz in der Nähe teilte.

Ich erzählte ihm, was vorgefallen war. Sohrab lief vor Zorn rot an und schrie: »Dem werde ich es zeigen. Was fällt ihm eigentlich ein, dich zu schlagen?«

Er stürmte auf die Straße und wollte zu Alis Wohnung rennen. Der war mir aber nach dem Streit gefolgt und stand bereits vor dem Haus. Er hatte sich auf seinen Beobachtungsposten zurückgezogen, um zu sehen, was Sohrab und ich machten. Als Sohrab ihn entdeckte, stürzte er sich, ohne zu zögern, auf ihn und hieb auf ihn ein. Ich stand dabei und war schockiert. Als ich mich aus meiner Erstarrung gelöst hatte, versuchte ich, die beiden Kampfhähne auseinander zu bringen, aber alles Bitten und Betteln war vergeblich. Die beiden hörten mich überhaupt nicht. Wie zwei Stiere gingen sie immer wieder aufeinander los und wälzten sich auf der staubigen Straße.

Ich weiß nicht wie, aber meinem Vater war die Prügelei zwischenzeitlich zu Ohren gekommen. Er kam angerannt und brachte die Kämpfer schließlich mit allergrößter Mühe auseinander.

»Das ist eine Katastrophe für unsere Familie«, keuchte mein

Vater, als er mit weit von sich gestreckten Armen die beiden verstaubten und verdreckten jungen Männer in sicherem Abstand voneinander entfernt hielt. »So etwas hat es in unserer Familie noch nie gegeben. Das ist eine Schande für die ganze Familie. Aber jetzt ist es genug.« Zu Sohrab gewandt sagte er: »Du kannst jetzt deine Eltern zu uns schicken.« Damit war klar, es würde ein *Khasagari* zwischen Sohrabs und meinen Eltern geben.

»Und du gehst nach Hause«, befahl er Ali. Mein Studienkollege stapfte wütend und enttäuscht vom Kampfplatz.

Tatsächlich gab es in den nächsten Wochen mehrere *Khasagaris* zwischen meinen Eltern und Sohrabs beiden ältesten Brüdern und deren Frauen. Sohrabs Eltern konnten nicht kommen, denn sie waren sehr alt und es wäre für sie zu beschwerlich gewesen nach Teheran zu kommen, um mit meinen Eltern zu verhandeln. Deshalb hatten die beiden ältesten Brüder die Verhandlungsposition für Sohrabs Seite übernommen. Meine Eltern ließen nicht locker. Sie machten immer wieder klar, dass sie eine Heirat für mich noch zu früh fanden. »Wer soll die Familie denn ernähren, wenn Sohrab und Toba noch studieren?«, hatte mein Vater gefragt. »Ach«, winkten die beiden Brüder ab. »Das ist doch kein Problem, wir werden sie finanziell unterstützen.«

Meine Eltern hatten noch eine ganze Menge Einwände. Zuerst einmal war da immer noch das Argument, dass ich studiere und dass ich doch erst einmal mein Studium beenden sollte. Meine Eltern waren beide der Ansicht, dass in der Ehe die Ehefrau die Hauptlast tragen müsse. »Wie willst du den Haushalt bewältigen, wenn du den ganzen Tag an der Uni warst? Wer verheiratet ist, kann nicht studieren«, sagten sie.

Sohrab entkräftete dieses Argument: »Ich werde den ganzen Haushalt schmeißen. Du brauchst überhaupt nichts zu machen, Toba«, sagte er zu mir. Das hörte sich nicht schlecht an. Aber die Reden kannte ich schon. Ich glaubte sie ihm nicht.

Und dann gaben meine Eltern schließlich doch nach: Ein halbes Jahr nach der alles entscheidenden Prügelei – nachdem wir uns nun schon vier Jahre kannten – stimmten sie einer Verlobung zu. Das fand ich persönlich sehr gut, denn die Verlobungszeit sollte mir die Möglichkeit geben, meinen zukünftigen Mann näher kennen zu lernen, und darauf freute ich mich. Ich konnte ja nicht ahnen, dass meine Verlobungszeit sehr kurz werden würde und dass die Schwierigkeiten, die ich mit meinen Eltern in den letzten vier Jahren wegen Sohrab gehabt hatte, noch lange nicht vorbei sein würden. Aber dazu später.

Ali hat sich übrigens bei Sohrab einige Tage nach der Prügelei mit einem Blumenstrauß entschuldigt und ihm viel Glück für die Ehe gewünscht. Ganz gegen seinen ursprünglichen Wunsch, Elektroingenieur zu werden – ist er heute ein sehr bekannter Mediziner geworden. Viele Patienten wollen sich nur von ihm behandeln lassen. Wenn man einen Untersuchungstermin bei ihm haben möchte, muss man drei Monate warten, weil er so überlastet ist. Auch sein persönliches Glück hat er gefunden. Ali ist heute verheiratet und hat zwei Kinder.

Die Hochzeit

Unsere Verlobungsfeier war sehr schön. Wir feierten in der Wohnung einer Verwandten. Sie hatte die größte Wohnung und den größten Garten von uns allen. Und den Platz brauchten wir auch, denn es kamen zweihundert geladene Gäste. Trotzdem war ich nicht ganz glücklich, denn meine Mutter hatte ein schwarzes Kleid angezogen. »Siehst du Toba, das ist ein Trauerkleid«, sagte sie zu mir, »denn für mich ist heute ein trauriger Tag. Du rennst in dein Unglück.«

Ich konnte meine Mutter nicht verstehen, denn ich liebte Sohrab und ich war mir sicher, einen guten Kameraden fürs Leben gefunden zu haben, mit dem ich viel reden konnte. Außerdem wollte ich unbedingt dieses neue Leben so schnell wie möglich kennen lernen, das da auf mich zukam.

Ich hatte gehofft, dass wir nun ein oder zwei Jahre lang verlobt bleiben würden. Wir würden uns in der Öffentlichkeit treffen können und ich könnte Sohrab zu meinen Eltern zum Abendessen mit nach Hause bringen, denn schließlich waren wir ja nun offiziell ein Paar. Meine Eltern waren aber immer noch so verstimmt über unsere Hochzeitspläne, dass sie Sohrab nicht im Haus haben wollten. Wieder gab es Auseinandersetzungen, bis meine Mutter eines Tages erbost sagte: »Ich glaube es ist besser, ihr heiratet gleich, dann bist du aus dem Haus.«

Damit waren die Diskussionen endgültig beendet.

Ich war traurig und enttäuscht über die Härte meiner Eltern. Außerdem hatte ich mir meine Verlobungszeit so nicht vorgestellt. Ich wäre viel lieber mit Sohrab ausgegangen oder hätte ihn gerne mit nach Hause gebracht. Ich hätte es auch lieber gehabt, wenn ich mit meinen Eltern die letzten Jahre nicht so viel Streit wegen ihm gehabt hätte. Ich wollte doch nur aus der Enge, die den Frauen im Iran auferlegt worden war, ausbrechen. Aber was hatte ich erreicht? Streit mit meinen Eltern, den ich nie gewollt hatte. Ich musste mich genauso fügen wie die vielen anderen Frauen vor mir. Sohrab und ich hatten uns nicht öffentlich zeigen und abends nicht gemeinsam ausgehen können, so wie es viele Paare auf der ganzen Welt machen. Alles hatte in den letzten Jahren heimlich geschehen müssen.

Eine Woche vor dem festgesetzten Hochzeitstermin hatten wir eine kleine Zweizimmerwohnung gefunden, auf die wir sehr stolz waren. Meine Eltern halfen uns, wie es im Iran üblich ist, die Wohnung mit dem Nötigsten einzurichten. Obwohl ich gerne eine längere Verlobungszeit gehabt hätte, freute ich mich, dass wir nun ein eigenes Nest hatten und dass ich mich offiziell zu Sohrab bekennen konnte.

Doch die Hochzeitsvorbereitungen waren überhaupt nicht so, wie es im Iran Tradition ist. Mir schien es, als hätte niemand von Sohrabs oder meinen Verwandten wirklich Interesse an unserer Hochzeit und alle hätten sich gegen uns verschworen.

Fünf Tage vor dem festgesetzten Termin bemerkte ich plötzlich, dass mich von Sohrabs Verwandten niemand gefragt hatte, ob sie mit mir das Hochzeitskleid, die Brautschuhe und den Schmuck einkaufen gehen sollen. Im Iran ist es üblich, dass die Eltern des Bräutigams die Braut ausstatten und mit ihr einkaufen gehen. Von Sohrabs Verwandten war jedoch niemand erschienen, um diese Tradition zu wahren. Obwohl wir nichts von Traditionen hielten, war ich ein wenig enttäuscht, griff dann aber zur Selbsthilfe. Ich ging kurz entschlossen zu einer meiner Freundinnen und lieh mir deren Brautkleid. Es saß wie angegossen, nur die Ärmel waren ein wenig zu kurz. Aber das machte mir nichts aus.

Am Tag der Hochzeit legt normalerweise ein Verwandter aus der Familie des Mannes ein großes Stück Stoff oder einen Teppich auf den Boden. Auf diesen Teppich kommen allerlei Dinge, die Symbolcharakter für die Ehe haben. Zum Beispiel ein Spiegel. Dieser Spiegel steht für Ehrlichkeit in der Ehe. Und ein großes mit Blumen verziertes Fladenbrot. Das bedeutet, dass in der Ehe immer reichlich zu essen da sein soll. Zwei angezündete Kerzen stehen für das Licht und die Freude in der Ehe. Außerdem werden Honig, Walnüsse, Käse und Gemüse auf den Teppich gestellt. Auch sie sollen einen reichlich gedeckten Tisch in der Ehe symbolisieren. Die Walnüsse stehen für das neue junge Leben, das aus dieser Ehe hervorgehen soll.

Da sich aus Sohrabs Verwandtschaft niemand dafür verantwortlich fühlte, den Teppich für mich zu dekorieren, habe ich mir diesen Teppich selbst gemacht. Es tat meiner Mutter weh, dass niemand daran gedacht hatte, diese Tradition einzuhalten.

»Toba, was ist das für ein billiger Teppich? Und du musstest ihn auch noch selbst zusammenstellen«, jammerte sie.

Für meine Mutter war unsere Hochzeit ein regelrechter Reinfall. Dementsprechend schlecht war auch ihre Laune an diesem Tag. Vielleicht wollte Sohrabs Verwandtschaft diese Tradition nicht einhalten, weil meine Eltern sich immer noch so vehement gegen die Hochzeit wehrten? Ich wusste es nicht. Ich versuchte jedenfalls, das Beste aus unserem Hochzeitstag zu machen, und nahm mir fest vor, mich über nichts zu ärgern und Streit wenigstens an dem Tag zu vermeiden, der eigentlich der schönste Tag sein sollte.

Die nächste Enttäuschung war der Mullah, der uns trauen sollte. Im Iran ist es üblich, dass die Braut, wenn sie vom Mullah während der Trauungszeremonie gefragt wird, ob sie den Bräutigam heiraten wolle, sich erst einmal in Schweigen hüllt. Dann fragt der Mullah noch einmal und die Braut schweigt wieder. Erst beim dritten Anlauf darf sie Ja sagen. Das zeigt, dass die Frau es nicht nötig hat zu heiraten. Würde sie gleich Ja sagen, dann glauben die Anwesenden, sie habe es eilig, unter die Haube zu kommen. Das mindert ihren Wert als Frau.

Der Mullah, der uns trauen sollte, wollte die Zeremonie schnell hinter sich bringen, deshalb instruierte er mich schon vorher: »Wenn ich Sie nachher frage, ob Sie Sohrab heiraten wollen, dann warten Sie bitte nicht bis ich Sie drei Mal gefragt habe. Sagen Sie gleich Ja, denn ich muss noch zu einer anderen Trauungszeremonie.«

»Nicht gerade sehr romantisch«, dachte ich, aber ich ließ mich darauf ein und sagte gleich beim ersten Mal Ja.

So schnell wie er die Trauungsrede heruntergeleiert hatte, so schnell war der Mullah dann auch verschwunden. Nun war ich also im Schweinsgalopp verheiratet.

»Ach Toba«, sagte meine Mutter kopfschüttelnd, »ich verstehe nicht, dass in deinem Leben nichts normal verlaufen kann.«

Sicherlich war bei dieser Hochzeit nichts normal gelaufen. Aber ich war trotzdem glücklich, mit Sohrab verheiratet zu sein.

Mutter-Sein

Wie Recht meine Mutter mit dem Ausspruch hatte, dass in meinem Leben nichts normal verläuft, sollte sich die nächsten Jahre noch oft beweisen. Schon einige Wochen später stand wieder ein Ereignis ins Haus, das zumindest nicht einer »normalen« Planung entsprach, wie sie meine Mutter verstand.

Sohrab und ich zogen nach unserer Hochzeit in die kleine Zweizimmerwohnung, die ganz in der Nähe meiner Eltern lag. Von unserem Wohnzimmerfenster aus konnte ich die Wohnung meiner Eltern sehen. Leider waren die Spannungen zwischen ihnen und mir immer noch so stark, dass eine Aussprache nicht möglich war. Darüber war ich sehr traurig. Trotzdem ging ich oft zu ihnen.

Meine Schwester sagte eines Tages zu mir: »Ich soll dir von Mutter und Vater ausrichten, dass du nicht mehr so oft kommen sollst.« Ich unterließ es schweren Herzens. Ich schaute oft aus dem Fenster zu ihnen hinüber und fragte mich, was sie wohl gerade machten. Ich kam mir ausgeschlossen vor und fühlte mich deshalb sehr unwohl und einsam. Daran konnte auch meine Ehe mit Sohrab nichts ändern, in der ich sehr glücklich war.

Eines Tages trat ich aus der Wohnungstüre und entdeckte einen Joghurtbecher an der Türschwelle. Ich hob ihn hoch und fand einen kleinen Zettel, auf dem stand: »Für Toba.« Ich erkannte die Handschrift sofort. Meine Mutter hatte mir den Joghurt gebracht. Ich freute mich sehr, denn ich deutete die kleine Gabe als Friedensangebot. Ich ging hinüber zu ihr und bedankte mich sehr herzlich. Ich spürte, dass nun endlich Tauwetter in unserer stark unterkühlten Beziehung einsetzen würde. Wir trafen uns wieder öfter und ich merkte, dass ich meinen Eltern ebenfalls gefehlt hatte. Sie konnten es allerdings nur sehr schwer zugeben. Doch das war mir egal. Wichtig war nur, dass ihr Groll langsam verflog.

In unserer Ehe hatten wir, entgegen der vorherigen Versprechungen Sohrabs, eine traditionelle Rollenaufteilung. Er sorgte für das Geld und ich für den Haushalt. Um unsere Miete bezahlen zu können, arbeitete Sohrab nach der Uni am Nachmittag als Englischlehrer in einem Gymnasium. Ich studierte an der Uni und wenn ich nach Hause kam, hatte ich den Haushalt zu machen. Am Abend war Sohrab meist so müde, dass er kaum noch mit mir sprechen konnte.

Das Versprechen, dass sie uns finanziell unterstützen würden, hatten Sohrabs Brüder nicht eingehalten. Ich fand es nicht so schlimm, denn ich war mir sicher, dass wir auch allein über die Runden kommen würden.

Wir waren bereits vier Monate verheiratet, als mir eines Morgens plötzlich übel wurde. Zuerst schob ich es auf eine Magenverstimmung, doch als ich merkte, dass die Übelkeit hartnäckig anhielt, war mir klar, dass ich schwanger war. Nicht gerade der beste Zeitpunkt, dachte ich zuerst besorgt. Aber ich versuchte mit der Situation sofort klarzukommen: Okay, damit werden wir auch noch fertig. Meine größten Bedenken betrafen jedoch wieder einmal meine Eltern. Mir war von vornherein klar, dass ich ihnen bald sagen musste, was los war. Die Aussprache lag mir wie ein Stein im Magen, denn ich wusste, dass meine Eltern wieder eine Menge Einwände haben würden. Als ob das noch etwas genutzt hätte. Jetzt war es nun einmal geschehen und ich begann mich mit der Situation auch schon anzufreunden. Auch Sohrab war glücklich. Er würde nun Vater werden und war stolz auf die neue Rolle. Einen Tag später lief ich zu meinen Eltern, um ihnen zu erklären, dass wir Nachwuchs erwarteten. Ihre Reaktion war – wie erwartet – niederschmetternd. Meine Mutter weinte tagelang: »Nun kannst du nicht mehr studieren«, schluchzte sie unter Tränen und mein Vater meinte vieldeutig: »Manche

Menschen sind wie Würmer. Sie denken einfach nicht darüber nach, was sie machen.«

Die leichte Annäherung, die vorher stattgefunden hatte, war durch meine Schwangerschaft nun wieder zunichte gemacht worden. Meine Eltern sahen vor allem auf mich eine Menge Probleme zukommen und verstanden nicht, wie ich hatte so leichtsinnig sein können.

Ich war tief enttäuscht über die Reaktion meiner Eltern. Schließlich war es ihr Enkelkind, das ich erwartete. Aber die Freude über mein Kind wollte ich mir nicht vermiesen lassen. Bald schon spürte ich, wie das kleine Wesen in meinem Bauch strampelte. Ich wusste von Anfang an, zumindest bildete ich mir das ein, dass es ein Junge werden würde.

Die Schwangerschaft verlief normal. Da ich immer schon sehr schlank war, sah man von meinem Bauch nicht sehr viel. Aber die letzten vier Schwangerschaftswochen waren dann sehr anstrengend, denn sie fielen mit einem Pflichtpraktikum an der Klinik in Teheran und dem Fastenmonat Ramadan zusammen.

Zu Ramadan fastet die gesamte Bevölkerung tagsüber in der Öffentlichkeit. Erst am Abend zu Hause im Kreise der Verwandtschaft nimmt man eine Mahlzeit zu sich. In dieser Zeit soll der Mensch zu sich selbst finden und die Familienbeziehungen sollen gefestigt werden.

Ich geriet in den Zwiespalt, die Regeln des Fastenmonats einzuhalten oder mich zum Wohle meines noch ungeborenen Kindes über den Ramadan hinwegzusetzen. Ich entschied mich für das Wohlergehen meines Kindes. Wenn ich Durst hatte, trank ich auch in der Öffentlichkeit bei der Arbeit. Eines Tages erwischte mich ein Kollege und sagte empört: »Du weißt doch, dass wir Ramadan haben. Du darfst nichts trinken.«

»Ja, das weiß ich, aber ich bin schwanger. Ich muss etwas zu mir nehmen.«

»Das ist völlig gleichgültig, dass du schwanger bist, du musst das aushalten«, beschimpfte er mich. Ich ließ mich davon jedoch nicht einschüchtern und aß und trank weiter. Allerdings nahm ich mir vor, von jetzt an heimlich zu essen und zu trinken.

Ich kam auf die Idee, hart gekochte Eier mit in die Klinik zu nehmen. Ich steckte sie morgens in meine Tasche und aß sie in der Klinik auf der Toilette – nicht gerade ein Ort, an dem man übermäßig Appetit entwickeln konnte. Am Abend, wenn ich aus der

Klinik heimkam, war ich so müde und ausgelaugt, dass ich nicht einmal mehr Hunger hatte. Mein Magen war wie zugeschnürt. Meistens konnte ich nur noch ein Stück Wassermelone zu mir nehmen. Mir war klar, dass das für mein Kind nicht ausreichend sein würde, hoffte aber, dass alles gut gehen würde.

Einige Zeit später meldete sich der kleine Erdenbürger an. Ich war gerade an der Uni, als auf einmal die Wehen einsetzten. Sohrab war an diesem Tag außerhalb von Teheran beruflich unterwegs, deshalb konnte ich ihn telefonisch nicht erreichen. Ich nahm ein Taxi und ließ mich ins Krankenhaus fahren. Einer Krankenschwester übergab ich meine Studienbücher und bat sie, meine Mutter anzurufen.

Ich kämpfte bereits mit den Wehen, als eine Geburtshelferin kam und mir zusätzlich ein Wehenmittel spritze. Das war ein fataler Fehler. Plötzlich durchzog meine Gebärmutter ein übermächtiger Krampf. Ich spürte überhaupt nichts mehr, nur noch diesen einen, beinahe unerträglichen Krampf, der meinen gesamten Körper gefangen nahm. Mir stockte der Atem, aber der Krampf ließ nicht nach. Ich war in einem Dauerkrampf gefangen und konnte keine Luft mehr holen.

Meine Mutter und meine Schwester, die zwischenzeitlich in der Klinik eingetroffen waren, saßen im Flur vor meinem Zimmer und hörten, wie ich schrie, sobald ich wieder ein wenig Luft bekam. Ich flehte die Ärzte an: »Bitte, bitte helft mir. Ich halte das nicht aus.« Dieser Krampf kostete mich meine ganze Kraft.

Ein Arzt bereitete meine Mutter darauf vor, dass das Kind und ich in Lebensgefahr waren und eventuell sterben konnten. Für meine Mutter und meine Schwester war diese Nachricht ein Schock. Sie brachen in Tränen aus. »Warum ist Sohrab nicht hier?«, schluchzte Mutter.

Der Krampf wollte nicht vergehen und die Kräfte verließen mich. Den Ärzten war klar, dass nun endlich etwas geschehen müsse. Sie entschlossen sich, den Kleinen mit der Saugglocke zu holen, da der Gebärmutterausgang durch den Krampf verschlossen war. Sie gaben mir ein starkes Beruhigungsmittel und dann holten sie ihn. Aber davon merkte ich nicht mehr allzu viel, denn ich versank in eine angenehme, erlösende Dunkelheit.

Schließlich brachte ich mit Hilfe der Ärzte einen Jungen zur Welt. Allerdings war das Baby sehr klein und zart. Er wog nicht einmal ganz zweitausend Gramm.

Als alles vorüber war, schwebte ich immer noch zwischen Wachzustand und tiefem Schlaf. Meine Mutter und meine Schwester saßen an meinem Bett: »Wo ist Sohrab?«, rief ich immer wieder, während ich noch mit der Anästhesie kämpfte. »Warum rufst du nach Sohrab?«, fragte meine Mutter empört. »Ich bin es, deine Mutter. Sohrab ist nicht da.« Aber ich konnte meine Mutter nicht hören und rief immer wieder vergeblich nach meinem Mann.

Am nächsten Tag wurde ich nach Hause entlassen. Sohrab, meine Mutter und meine Schwester holten mich und den Kleinen, der sehr schwach war, aus der Klinik ab. Ich konnte kaum laufen, denn die Ärzte hatten mich nähen müssen. »Eine ungewöhnlich lange Naht«, hatte der Arzt gesagt. Als wir zu Hause angekommen waren, trug Sohrab seinen Sohn voller Stolz nach oben in die Wohnung, meine Mutter und meine Schwester folgten ihm. »Der Kleine ist ja so süß«, säuselte meine Mutter. »Du hättest ein kräftigeres Kind zur Welt bringen können«, sagte meine Schwester und gab mir einen freundschaftlichen Klaps auf den Hinterkopf. Alle hatten nur Augen für den Kleinen. Während sie mit ihm die fünf Stockwerke zu unserer Wohnung hinaufgingen, stand ich unten an der Treppe und wusste nicht, wie ich die vielen Treppen bewältigen sollte. Ich konnte kaum einen Schritt vor den anderen setzen. Ich hatte immer noch starke Schmerzen. Ich biss die Zähne zusammen und quälte mich hinauf, wo ich nach einer mir endlos erscheinenden Zeit, unbemerkt von meiner Familie, schweißgebadet und entkräftet ankam.

Im Iran ist es üblich, dass frisch gebackene Mütter nach der Geburt zur eigenen Mutter gehen und sich Tipps und Ratschläge für die Kinderpflege geben lassen. Nach zehn Tagen, wenn sie und das Kind gebadet sind, die Frauen also ihr Zehn-Tage-Bad hinter sich haben, gehen sie wieder zu ihrem Mann zurück. Meine Mutter hatte mich nicht gefragt, ob ich einige Tage zu ihr kommen möchte. Meine Eltern zeigten ihren Missmut über unsere Unvernunft immer noch sehr deutlich. Trotzdem kam meine Mutter jeden Tag zu mir, um mich und den Kleinen zu versorgen. Ich erholte mich nur sehr langsam von den Strapazen der Geburt. Aber es wartete bereits eine neue und sehr verantwortungsvolle Aufgabe auf mich.

Unser Sohn war sehr schwach und ich wusste, dass ich mich voll und ganz auf ihn würde konzentrieren müssen. Zum Glück hatten wir damals Semesterferien, so dass ich mich die ersten drei Monate nur um ihn kümmern konnte, und das tat ich auch mit Freude.

Einige Tage nachdem wir aus dem Krankenhaus gekommen waren, bemerkte ich, dass die Haut meines Sohnes sich verändert hatte. Er war plötzlich ganz gelb geworden. Ich erschrak sehr und rief sofort den Kinderarzt an. Ich sollte mich umgehend auf den Weg in seine Praxis machen.

»Hämolyse, Ihr Sohn hat eine Hämolyse«, sagte der Arzt. Ich erschrak. Was bedeutete das? Der Arzt klärte mich nach einigen Untersuchungen auf. »Seine roten Blutkörperchen haben sich durch das Einwirken von Blutgiften aufgelöst.« Wie hatte das passieren können? Es stellte sich heraus, dass ich während der Schwangerschaft eine bestimmte Bohnensorte gegessen hatte, die diese Vergiftung verursacht hatte.

Der Kleine musste wieder in die Klinik. Sein Blut musste ausgetauscht werden. Ich hatte sehr viel Angst um ihn. Hoffentlich ist er stark genug, um das alles zu überstehen, dachte ich. Nach ein paar Tagen war die Gefahr dann endlich vorüber und ich konnte ihn wieder mit nach Hause nehmen.

Nun begann ich, meinen kleinen Zwerg aufzupäppeln. In der Nacht stand ich jede Stunde auf und gab ihm Milch. Er war so schwach, dass er manchmal während des Trinkens einschlief. Aber ich gab nicht auf. Jede Stunde gab ich ihm Milch, so viel er trinken konnte. Durch viel Geduld, zahlreiche durchwachte Nächte und Liebe war es mir jedoch gelungen, dass er nach drei Monaten an Gewicht zugelegt hatte und jetzt wie ein normaler dreimonatiger Säugling aussah.

»Wie haben Sie das gemacht?«, fragte der Arzt mich erstaunt.

»Ich habe ihm jede Stunde etwas zu essen gegeben, auch nachts.«

Der Arzt war überrascht, denn das hätte er bei dem geringen Geburtsgewicht meines Sohnes nicht erwartet.

Es kostete mich sehr viel Kraft, Kind, Studium und Haushalt unter einen Hut zu bringen.

»Du bist wie ein alter Ackergaul, der vor einen voll geladenen Wagen gespannt wird und mit größter Mühe und Anstrengung den Karren versucht in Gang zu halten«, hatte meine Schwester einmal zu mir gesagt, als sie sah, wie vollgestopft meine Tage waren. Ja, meine Eltern hatten Recht gehabt. Die Hauptlast der Ehe hatte ich auf meinen Schultern zu tragen. Ich managte den gesamten Haushalt, ich versorgte mein Baby und ich studierte. Meine Tage waren ausgefüllter denn je. Ich hatte Glück, dass meine Mutter den Kleinen nahm, wenn ich an der Uni war. Nach der Vorlesung hetzte ich nach Hause, holte mein Kind bei meiner Mutter ab und machte meinen Haushalt. Für Studienfreunde blieb da nicht mehr viel Zeit. Am Abend, wenn der Kleine im Bett lag, lernte ich bis tief in die Nacht für die Uni.

Wenn ich heute daran zurückdenke, dann frage ich mich, wie ich das alles geschafft habe. Manchmal fühlte ich mich wie ein kleines Menschlein, das den Elementen des wilden Meeres ausgeliefert war. Mal gingen die Wellen rauf und mal runter. Ich schwamm und schwamm und schwamm und versuchte, den Kopf oben zu behalten. Ich kämpfte jeden Tag einfach nur ums Überleben.

Und dann kam das Abschlussexamen. Für mich bedeutete es besonders viel Stress, denn ich hatte nun auch noch ein Kind zu versorgen. Meine Freundin Schirin hatte viel Verständnis für meine Situation. Sie kam jeden Abend zur mir, wenn ich den Kleinen ins Bett gelegt hatte, um mit mir zu lernen. Abends um elf Uhr fielen mir meist die Augen vor Erschöpfung zu.

»Geh endlich ins Bett, du kannst ja nicht einmal mehr geradeaus gucken«, sagte sie zu mir.

»Okay, aber wecke mich heute Nacht um zwei, dann lernen wir noch eine Runde.« Während sie in meiner Küche saß und lernte, schlief ich tief und fest.

Von zwei bis um vier Uhr in der Nacht lernten wir noch einmal, bis ich wieder vor Erschöpfung einschlief.

Auf diese Weise verbrachten wir einige Wochen gemeinsam. Ich kann mich kaum noch an irgendwelche Ereignisse in dieser Zeit erinnern. Ich weiß nur, dass ich jeden Tag am Rande der Erschöpfung war. Wir waren fleißig und unsere außergewöhnliche Lernmethode hatte Erfolg. Wir bestanden das Examen beide und wir waren sehr stolz auf unsere Leistung.

Ein völlig neuer Lebensabschnitt würde für uns beginnen, auf den wir sehr gespannt waren.

Kambiz und Mohammed, der Papierkönig

Zwei Menschen habe ich in besonders guter Erinnerung, denn beide waren sehr tapfer und setzten sich, jeder auf seine Art, für ihre Mitmenschen ein.

Ich war mit meinem Medizinstudium fertig und es herrschte immer noch Krieg zwischen dem Iran und dem Irak. Es gab kaum eine Nacht, in der wir nicht aus dem Schlaf gerissen wurden, weil wieder Fliegeralarm war. Sobald ich von den Sirenen aus dem Schlaf wach wurde, rannte ich ins Kinderzimmer, schnappte mir meinen Sohn und einen kleinen Koffer, den ich mit Windeln und Nahrung zurechtgemacht hatte, und mein Mann brachte mich und mein Kind im Keller in Sicherheit. Wir brachten viele Nächte im Keller zu. Ich fand den Krieg schrecklich und war froh, dass Sohrab nicht eingezogen worden war. Er hatte Glück gehabt. Er war kurze Zeit vor mir mit seinem Pharmaziestudium fertig geworden und begann in einer Firma in Teheran zu arbeiten. Seine Tätigkeit dort war als kriegswichtig eingestuft worden. So blieb er vom Dienst an der Front verschont.

Nicht so mein alter Schulfreund Kambiz, den ich noch aus unseren Tagen auf dem Nationalgymnasium kannte. Er war ein Dichter. Jeden Tag schrieb er ein Gedicht in ein kleines blaues Heft. Im Laufe der Jahre hatte er einige solcher blauer Hefte voll geschrieben. Manchmal im Schulbus las er mir seine Gedichte vor. Er schrieb über die Menschen und über die Liebe. Mir gefielen seine Gedichte sehr gut. Ich schwärmte damals für einige iranische Dichter und so hatten wir gemeinsamen Gesprächsstoff. Ich fing ebenfalls an ein wenig zu schreiben, und manchmal las ich ihm auch meine geistigen Ergüsse vor. Ihm gefiel, was ich gedichtet hatte, und das machte mich sehr stolz.

Als die Revolution ausbrach, verschrieb er sich ihr voll und ganz. Er veränderte sich total und wurde streng religiös. Nicht nur meine, sondern auch seine eigene Mutter wunderten sich über ihn. »Ich weiß nicht, wie das kommen konnte, dass Kambiz sich so verändert hat«, sagte seine Mutter einmal. Wir waren alle sehr erstaunt und hatten keine Erklärung dafür. Aber so war Kambiz – was er tat, tat er mit ganzem Herzen.

Als der Krieg begann, meldete er sich sofort an die Front. Für ihn war es Ehrensache, für sein Vaterland und für seinen religiösen Führer zu kämpfen. Er zog mit Freuden in den Krieg.

Bevor er ging, kam er und verabschiedete sich von mir. Er gab mir seine blauen Hefte mit seinen Gedichten. »Hebst du sie für mich auf, Toba?«, fragte er.

»Ja, natürlich. Ich werde sie aufbewahren, bis du wieder aus dem Krieg zurückkommst.«

»Das ist gut«, sagte er und ging.

Eines Tages, der Krieg tobte bereits seit vielen Monaten, ging ich durch die Stadt, als ein Motorrad mir den Weg abschnitt. Ich machte einen Sprung zur Seite und wollte gerade losschimpfen, als ich eine mir vertraute Stimme hörte: »He, Toba, erkennst du mich noch?«

Ich schaute hoch und sah Kambiz.

»Hallo Kambiz, was machst du denn hier? Wie geht es dir?«, fragte ich, hocherfreut meinen alten Dichterfreund wieder zu sehen.

»Ich komme gerade aus dem Krankenhaus.« Er zeigte auf sein Hosenbein. Er beschrieb mir seine Verletzungen und ich war entsetzt, sein gesamtes Bein musste über und über vernarbt sein. »Eine kleine Kriegsverletzung«, sagte er lachend. Das war die Untertreibung des Jahres.

»Bleibst du jetzt zu Hause?«, fragte ich ihn.

»Aber nein, natürlich nicht, sobald ich wieder richtig laufen kann, geht's wieder ab an die Front.«

So viel Enthusiasmus für den Krieg konnte ich nicht verstehen. Aber so war Kambiz.

»Komm gesund zurück«, sagte ich zu ihm.

»Natürlich, was denkst du denn«, erwiderte er, gab Gas und war im Nu mit seiner alten, klapprigen Maschine im Teheraner Stadtgewühl verschwunden, eine Staubwolke hinter sich lassend.

Das war das letzte Mal, dass ich Kambiz lebend sah.

Einige Zeit später hörte ich, dass er wieder verwundet worden war, sich im Krankenhaus von seinen Verletzungen erholt hatte und sofort wieder an die Front gegangen war. Er war überzeugt, das Richtige getan zu haben. Ich respektierte seine Entscheidung, denn er, wie auch viele andere, haben an die gute Sache geglaubt und für unser Land gekämpft.

Ich hörte nichts mehr von Kambiz, bis ich eines Tages wieder durch die Stadt ging. An einer Hausmauer hing eine Bekanntmachung. Ich wollte schon gesenkten Hauptes daran vorbeilaufen, als ich einen Namen zu lesen glaubte: *Kambiz*. Ich erschrak. Was war das? Hatte ich den Namen richtig gelesen? Ich blieb stehen und begann den Text genau zu lesen. Tatsächlich: Auf der Bekanntmachung stand, dass Kambiz gefallen war. Ich war sehr traurig darüber. Mein Herz war voller Wehmut, denn ich hatte einen guten Freund verloren – eine verwandte Seele.

Eines Tages kam seine Mutter zu mir und fragte: »Toba, hast du noch die kleinen blauen Hefte, die Kambiz mit seinen Gedichten voll geschrieben hat?«

»Ja, natürlich«, sagte ich.

»Kannst du sie mir geben? Sie sind das Einzige, was ich noch von meinem Sohn habe.« Mir tat seine Mutter Leid. Gramgebeugt stand sie vor mir und ich erkannte wieder einmal, wie sinnlos so ein Krieg war. So viele junge Männer hatten das Leben lassen müssen. So viele Mütter betrauerten den Tod ihrer Söhne.

Ich gab ihr die Hefte zurück und sie bewahrte sie auf, als hütete sie einen Schatz.

Kambiz – wie viele andere junge Männer in diesem Krieg auch – hinterließ eine Frau und einen Sohn.

Eines Tages hängte ich Wäsche auf unserem Balkon auf. Ich konnte den Innenhof gut überblicken und entdeckte einen kleinen, etwa achtjährigen Jungen, der Papier sammelte. Es gab in Teheran viele Jungen, die Papier sammelten. Sie sammelten das Papier von der Straße, das irgendwann von einem Lastwagen mitgenommen wurde. Die Kinder verdienten sich damit ein bisschen Kleingeld. Manche mussten ihre ganze Familie davon ernähren.

Der Kleine ging in den Laden, der gegenüber unseres Wohnhauses war und brachte einen großen Stapel Papier mit, als er wieder herauskam. Ich wollte dem kleinen Jungen helfen und rief ihn zu mir: »He, Kleiner, komm her. Ich habe auch noch einen Stapel Papier für dich.«

Flink kam er zu mir gelaufen und ich gab ihm mein Altpapier. Mir gefielen seine großen, braunen Augen, die mich lange und prüfend anschauten. »Weißt du was, du kannst jede Woche zu mir kommen und ich gebe dir mein Papier.«

»Ja«, sagte der Kleine, »das mache ich sehr gerne.«

»Wie heißt du denn?«, fragte ich ihn.

»Mohammed«, sagte er lächelnd.

In der nächsten Woche kam er wieder und holte Papier ab. Im Laufe der Zeit wurde das zum Ritual. Er war sehr fleißig und sammelte oft einen ganzen Sack voller Papier, der größer war als er selbst. Den großen Sack zog er hinter sich her. Er war sehr stolz darauf, denn er würde dafür viel Geld bekommen, wenn der große Lastwagen kam und das Papier abholte. Ich ahnte bereits, dass er aus einer armen Familie kam und vermutete deshalb, dass er oft Hunger hatte. Er hatte mir einmal erzählt, dass er noch sechs Geschwister hatte. Immer wenn ich Abendessen gekocht hatte, lud ich ihn deshalb ein, mit uns zu essen. Mohammed tat es gerne und hatte einen kräftigen Appetit. Von nun an kam er zwei oder drei Mal die Woche zu uns zum Essen.

Eines Tages stand er wieder vor meiner Türe. Er lehnte schlapp am Türrahmen und an seinen fiebrig-glänzenden Augen konnte ich erkennen, dass er krank war.

»Was ist los mit dir Mohammed?«, fragte ich ihn.

»Ich fühle mich so müde.«

Ich legte meine Hand auf seine Stirn. Sie war ganz heiß.

»Du hast Fieber, komm herein zu mir.«

Ich untersuchte ihn und stelle eine Angina bei ihm fest.

»Du bekommst jetzt Medikamente von mir, die musst du einnehmen. Und du darfst nicht arbeiten. Du gehst jetzt nach Hause und legst dich zwei Tage ins Bett.«

Der Kleine schaute mich erschrocken an. Ich wusste, was in ihm vorging. Wenn er zwei Tage nicht arbeitete, bedeutete das für ihn und seine Familie weniger Geld. Ich griff in meinen Geldbeutel und ersetzte ihm den Verdienstausfall der zwei Tage, damit er sich beruhigt ins Bett legen konnte.

»Bist du ein Doktor?«, fragte er mich erstaunt.

»Ja«, sagte ich.

Mohammed war bald wieder auf den Beinen und sammelte fleißig Papier. »Ich will einmal der beste Papiersammler in Teheran werden.« »Ja, du wirst einmal der König der Papiersammler«, sagte ich aufmunternd. Er schaute mich stolz an, »ja ich werde der König aller Papiersammler.« Ich freute mich jedes Mal, wenn er mich besuchen kam.

Eines Tages klingelte es an meiner Tür. Als ich öffnete, stand ein kleiner Junge vor mir, der etwa in Mohammeds Alter war: »Ich bin der Bruder von Mohammed«, sagte er. »Haben Sie etwas zu essen für mich?« Ich wusste, dass er nicht Mohammeds Bruder war, sondern ein kleiner Kollege, der ebenfalls in Sachen Papier unterwegs war. Ich grinste über seine dreiste Lüge, aber ich konnte ihn nicht hungrig ziehen lassen. Ich gab dem Kleinen etwas zu essen.

Ein anderes Mal stand Mohammed mit einigen seiner Kollegen vor der Tür: »Frau Doktor, wir haben Hunger.« Ich sah in die vielen kleinen Kinderaugen und mein Herz wurde weich. Ich stellte mich in die Küche und kochte für die kleine Horde.

Sie erzählten mir, dass nachts um zwölf Uhr wieder der Lastwagen kommt, der das Papier holt. Bis dahin war noch eine Menge Zeit. Ich wollte nicht, dass sie nachts mit leerem Magen durch die Straßen Teherans streiften. Es war schon schlimm genug, dass sie überhaupt so lange auf den Beinen waren. Meist kamen sie erst gegen zwei Uhr morgens nach Hause, nachdem sie ihr Papier abgeliefert hatten und ausbezahlt worden waren.

Mohammed wurde mein kleiner Freund. Immer wenn er Zeit hatte, kam er zu mir und ich brachte ihm das Alphabet bei. Er lernte schnell und war fleißig, obwohl er immer müde, erschöpft und natürlich hungrig war. In der Schule war er noch nie gewesen. Seine Eltern konnten sich Schulbesuche für ihre Kinder nicht leisten. Deshalb war das Buchstabieren für ihn eine ganz neue Welt, von der er nicht einmal im Traum geahnt hatte, dass es sie überhaupt gibt. Trotzdem gab es für ihn keine Hoffnung. Wer einmal Papier sammelt, kommt aus diesem Job nicht mehr raus. Mohammeds Vater und Großvater waren bereits Papiersammler gewesen. Die Armut vererbte sich vom Großvater auf den Vater und auf den Sohn weiter. Sie kannten nichts anderes als das Elendsviertel, in dem sie schon seit Generationen lebten und aus dem für sie kein Ausweg möglich war. Mohammed wusste das und deshalb war er in die Fußstapfen seines Vaters und seines Großvaters getreten. Im Grunde war ihm klar, dass er keine Chance hatte und weiter in Armut leben würde, wie sein Vater und Großvater.

Die Klinik auf dem Land

Sohrab hatte zwischenzeitlich in eine neue Firma, einen größeren Pharmakonzern, gewechselt und hatte nun auch einen verantwortungsvolleren Posten. In der neuen Firma verdiente Sohrab einiges mehr als vorher. Wir konnten uns dadurch wesentlich mehr leisten. Wir zogen in eine größere und komfortablere Wohnung um. Ich suchte in dieser Zeit eine Stelle als Ärztin in einer Klinik. Normalerweise hätte ich irgendeine Stelle, auch weit weg von Teheran antreten müssen. Aber weil ich verheiratet war und mein Mann in Teheran lebte, durfte ich auch in der Nähe von Teheran in eine Klinik gehen. Ich hatte mir eine Klinik auf dem Land ausgesucht. Dort wurde noch eine Ärztin benötigt. Das Ministerium genehmigte mir die Stelle und es konnte losgehen. Ich freute mich schon sehr darauf, als Ärztin arbeiten zu können, zumal ich meinen kleinen Barbad, der damals vier Jahre alt war, gut versorgt wusste. Jeden Morgen, bevor ich mich auf den Weg in die Klinik machte, brachte ich Barbad bei meiner Mutter vorbei, die sich jeden Tag schon sehr auf ihren Enkel freute. Er ging gerne zu Oma und Opa, denn beide waren sehr weich mit ihm und erlaubten ihm vieles, was ich ihm vielleicht versagt hätte. Allerdings war er in diesem Alter auch sehr unproblematisch. Er beschäftigte sich viel mit sich selbst und konnte oft stundenlang allein spielen. Das erleichterte auch meiner Mutter und meinem Vater den Umgang mit dem Kleinen.

So konnte ich jeden Tag beruhigt meinen Dienst antreten. In der Klinik, so glaubte ich, würde ich viel lernen, denn dorthin kamen viele Kranke. Ich war jung und naiv – und voller Tatendrang. Ich kam frisch von der Universität und glaubte, die Welt noch verbessern zu können.

Die Klinik lag etwa fünfundzwanzig Kilometer von Teheran entfernt in einem kleinen Ort. Vor dem Iran-Irak-Krieg war der Ort ein kleines Dorf gewesen, das nur wenige Einwohner zählte. Dies änderte sich schlagartig während des Krieges. Viele Teheraner, die es sich leisten konnten, zogen aufs Land, in dieses Dorf, um sich vor dem Krieg in Sicherheit zu bringen. Das kleine Örtchen wuchs. Heute haben es viele reiche Teheraner als ihr Wochenenddomizil entdeckt.

Ich stand jeden Morgen um fünf Uhr auf und ging um sieben Uhr aus dem Haus. Mit einem Taxi fuhr ich bis zur Stadtgrenze von Teheran und stieg dann in ein anderes Taxi um, das mich bis zur Klinik brachte. In Teheran gibt es keine Taxistände, an denen man sich ein Taxi für sich allein mieten kann. In Teheran stellt man sich an die Straße und winkt einem vorbeisausenden Taxi zu und hofft darauf, dass der Taxifahrer eine Vollbremsung hinlegt und einen mitnimmt. Es kann allerdings manchmal eine Weile dauern, bis ein Taxifahrer anhält, deshalb muss man viel Geduld haben und eine Zeit lang warten.

Die Fahrt aufs Land kam jedes Mal einem Höllentrip gleich. Die Taxis waren immer voll besetzt mit mehreren Fahrgästen. Für die Taxifahrer bedeutete ein volles Taxi einen höheren Verdienst. Sie fragten nicht, wen sie mitnahmen, wichtig war nur, dass der Kunde zahlen konnte. So kam es vor, dass ich neben Bauern saß, die ihr gesamtes Federvieh im Taxi verstauten und ich mich zwischen flatternden Hühnern und Gänsen zu retten versuchte. Viel schlimmer war allerdings der Fahrstil der Taxifahrer. Sie hatten es immer sehr eilig, um jeden Tag so viele Fuhren wie möglich zu machen und so fuhren sie in rasendem Tempo die Bergstraßen rauf und runter, eine dicke Staubwolke hinter sich lassend. Die Straßen bis ins Dorf waren nicht richtig befestigt, deshalb fuhren wir bergauf sehr nahe am Abgrund entlang. Ich traute mich kaum aus dem Fenster zu gucken, denn neben mir gähnte ein tiefer Abgrund, an dem der Taxifahrer mehr oder weniger sicher entlangfuhr. Mir klopfte das Herz jedes Mal bis zum Hals, und ich dankte Gott jeden Tag, dass er mich heil in die Klinik geführt hatte.

Das Taxi hielt an einem von Bäumen gesäumten Weg. Ich stieg aus und ging den Weg etwa einen Kilometer entlang. Hinter den Bäumen und Sträuchern, die den Weg links und rechts säumten, war eine große Gartenanlage. Diese gehörte bereits zur Klinik. Es gab ein Pförtnerhäuschen, das am Wegesrand stand und das sicherlich früher einmal von einem Angestellten bewohnt worden war, denn das ganze Areal hatte früher einem Verwandten des Schahs als Feriendomizil gedient. Außerdem gab es in der Gartenanlage noch einen Swimmingpool, der aber leer war.

Und dann kam ich zu dem eigentlichen Gebäude, in dem die Klinikräume untergebracht waren.

Ein Klinikangestellter hatte mir einmal erzählt, dass es ursprünglich einem Verwandten des Schahs gehört hatte. Als der Schah und seine Familie aus dem Iran flüchten mussten, hatten auch die Verwandten ihr Hab und Gut zurückgelassen. So war aus dem Ferienhaus eine kleine ambulante Klinik geworden. Aber das Gebäude sah immer noch ein wenig wie ein Ferienhaus aus. Es war sehr klein und teilweise auch sehr verwahrlost.

Uns standen zwei Untersuchungsräume zur Verfügung, ein Raum, der als Apotheke fungierte und ein Verwaltungszimmer, in dem der Klinikleiter sein Büro hatte. Dementsprechend klein war auch die Belegschaft. Zwei Ärzte, zwei Krankenschwestern, zwei Ambulanzfahrer und zwei Angestellte, die für die chronisch leere Apotheke zuständig waren. Wir konnten die Patienten dort nur ambulant behandeln. Musste ein Patient ins Krankenhaus eingeliefert werden, so brachte der Ambulanzfahrer ihn nach Teheran in eine Klinik, wo er stationär aufgenommen wurde.

Um acht Uhr morgens begann mein Dienst. Als ich am ersten Tag in der Klinik eintraf, war ich schockiert über die Zustände, die dort herrschten.

Ein Waschbecken, in dem ich meine Hände nach einer Untersuchung hätte waschen können, gab es nicht. Und eines Tages ging auch noch die einzige Toilettenschüssel kaputt. Ein tiefes Loch klaffte im Boden, bis eine neue Schüssel eintraf. Ich verkniff mir meist meinen Harndrang, bis ich abends wieder zu Hause war. Das war gar nicht immer so einfach, aber mit der Zeit bekam ich Übung darin. Hatte ich vierundzwanzig Stunden Dienst, ließ ich mein Wasser in eine Tüte, und goss es dann heimlich in den Garten.

Die Zustände waren verheerend und ich bereute bereits, meine Stelle hier angetreten zu haben. Aber es sollte alles noch viel schlimmer kommen.

Die hauseigene Apotheke war so gut wie leer. Diesen Mangel empfand ich am allerschlimmsten. Es gab keinen Sauerstoff, keine Medikamente, keine Spritzen und auch sonst keine Gerätschaften, die für die Erstversorgung von Notfallpatienten unabdingbar waren. Ich machte mir darüber Sorgen, dass ich eines Tages einen Patienten nicht ausreichend versorgen konnte, nur weil die nötigen Medikamente nicht da waren, und der Patient deshalb sterben musste.

In meinem Untersuchungszimmer stand eine total veraltete Untersuchungsliege. Dagegen hätte ich ja noch nichts einzuwenden gehabt. Aber die Liege hatte nur noch drei Beine, auf denen sie nicht richtig stehen konnte. Statt eines vierten Fußes hatte das Krankenhauspersonal einen Backsteinturm errichtet, der als vierter Fuß fungieren sollte. Ich glaubte, in einem Alptraum gelandet zu sein.

Das Schlimmste aber war der Mangel an Medikamenten und Gerätschaften. Ich wusste nicht, wie ich meinen Patienten helfen sollte, ohne den Mindeststandard an Hilfsmitteln. So ging ich eines Tages zum Verwaltungsleiter der Klinik und bat darum, dass er die Klinikapotheke auffüllen lassen möge.

Der Verwaltungsleiter hörte sich mein Anliegen geduldig an und war die Liebenswürdigkeit in Person.

»Aber sicher. Sie können alles haben, was Sie brauchen. Füllen Sie eine Bestellliste aus und ich werde veranlassen, dass Sie alles bekommen«, sagte er zu mir.

Ich freute mich sehr, dass das alles so einfach ging. Ich machte mich frisch ans Werk und bestellte alles, von dem ich glaubte, dass wir es für die Klinik benötigten. Darunter waren Notfallmedikamente für Asthma, Allergien und schockartige allergische Reaktionen, Herzversagen und vieles mehr. Ich schrieb Sauerstoff auf meine Liste, Trachealtuben, Absauger, Spritzen und eine Menge anderer Geräte. In kürzester Zeit hatte ich eine sehr lange Liste zusammengestellt. Meiner Ansicht nach war das nur das Allernötigste, der Mindeststandard sozusagen, den wir für eine Notfallversorgung brauchten. Ich gab sie dem Verwaltungsleiter, der sie dienstbeflissen entgegennahm und so etwas wie »Ich werde alles veranlassen« murmelte. Ich hörte erst einmal eine Weile gar nichts mehr. Nach einigen Monaten kam eine Lieferung in die Klinik.

»Sehen Sie«, sagte der Klinikleiter zu mir, »heute ist endlich Ihre Bestellung angekommen.« Er lächelte mich an und drückte mir ein kleines Päckchen in die Hand. Schon an der Größe des Päckchens erkannte ich, dass darin unmöglich alles sein konnte, was ich vor so vielen Wochen bestellt hatte. Meine Enttäuschung war noch größer, als ich sah, was darin war. Gekommen waren nur ein paar Trachealtuben, aber ohne Zubehör und damit waren sie unbrauchbar. Sonst war von meiner Liste überhaupt nichts geschickt worden.

»Wo sind die anderen Sachen, die ich bestellt habe?«, wollte ich vom Verwaltungsleiter wissen.

»Das weiß ich nicht. Ich kann mir das gar nicht erklären«, meinte er. Er verdrehte die Augen, so als ob er kein Wässerchen trüben könnte.

»Haben Sie noch ein wenig Geduld«, meinte er mit einem liebenswürdigen Lächeln auf den Lippen. »Die anderen Sachen kommen bestimmt auch bald.« Weitere Wochen gingen ins Land, ohne dass etwas kam. Tatsächlich ist nie mehr etwas von dem aufgetaucht, was ich bestellt hatte.

Ich hatte den Klinikleiter in Verdacht, dass er das Geld für die Medikamente unterschlug. Allerdings blieb es bei dem Verdacht. Ich konnte es ihm nie nachweisen.

An meinem ersten Tag in der Klinik hatte ich bereits einen Vierundzwanzigstunden-Dienst. Das heißt, dass ich auch nachts in der Klinik bleiben musste. Ich fragte die Krankenschwester, Frau Khater, die mir zugeteilt war und immer mit mir Dienst hatte: »Wo ist denn das Arztzimmer, in dem ich schlafen kann?«

Sie schaute mich erstaunt an und lachte schallend. »Was wollen Sie? Ein Arztzimmer? Für was?«

»Ja, aber das ist doch normal. Ich muss mich doch heute Nacht irgendwo hinlegen zum Schlafen.«

»Man merkt, dass Sie aus Teheran kommen. Da mag es ja vielleicht solch einen Komfort geben. Aber hier auf dem Land gibt es das nicht.«

Ich schaute sie schockiert an.

»Was machen denn dann die Ärzte, die hier Nachtdienst haben?«

»Sie legen sich auf die Behandlungsliege, die normalerweise für die Patienten zur Verfügung steht.«

Ich glaubte mich verhört zu haben. Ich sollte mich also auf das wackelige Ding legen, das nur noch drei Füße hatte und dessen vierter Fuß durch einen Ziegelsteinturm ersetzt worden war?

Ich schluckte meinen Schreck erst einmal hinunter und machte gute Miene zum bösen Spiel, denn Frau Khater, eine hilfreiche und gute Seele, musste noch viel Ärgeres hinnehmen. Sie machte es sich zu den Nachtdiensten auf dem Schreibtisch, den ich am Tag zum Ausfüllen der Rezepte verwendete, bequem, soweit das überhaupt möglich war. Sie brachte sich zu diesem

Zweck eine Matratze mit, die sie auf die Schreibtischplatte legte, um eine weiche Unterlage zu haben.

Frau Khater musste als junges Mädchen ziemlich hübsch gewesen sein. Sie war blond, groß und schlank, etwa Anfang dreißig. Allerdings hatte sie nicht mehr alle Zähne. Für einen Zahnarzt hatte sie kein Geld, deshalb lief sie mit den Zahnlücken herum. Sie war verwitwet und hatte zwei kleine Kinder. Ihre Tochter Leila war acht Jahre und Ahmad, ihr Sohn, fünf Jahre alt. Ursprünglich kam sie aus der Nähe von Kermanschah. Dort hatte sie mit ihrem Mann und ihren beiden Kindern gelebt. Als ihr Mann krank geworden war, war sie mit ihrer Familie hierher aufs Land gezogen, weil dort die Luft besser war. Die Ärzte glaubten, die Luft würde ihrem Mann gut tun. Aber für ihn kam jede Hilfe zu spät. Er starb. Frau Khater blieb mit ihren Kindern im Ort und lebte in einer kleinen Wohnung in der Nähe der Klinik, die ihr von der Klinikverwaltung für eine geringe Miete zugewiesen worden war.

Wenn sie mit mir gemeinsam Nachtdienst hatte, brachte sie ihre beiden Kinder mit in die Klinik. Sie konnte die beiden nachts nicht unbeaufsichtigt in ihrer kleinen Wohnung lassen. So hatte es sich bereits eingebürgert, dass Leila und Ahmad gemeinsam mit ihrer Mutter auf zwei harten Schreibtischen schliefen, die wir zusammenrückten, während ich es mir auf dem kippeligen Untersuchungstisch bequem machte. Mir ist es nachts mehr als ein Mal passiert, dass der Ziegelsteinturm nachgab und ich mit der Liege laut krachend zu Boden stürzte. Dann wurden alle wach und wir mussten das gefährliche Bauwerk wieder aufbauen.

Die beiden Kinder taten mir sehr Leid. Wenn nachts ein Notfallpatient kam, scheuchte Frau Khater ihre beiden Kleinen auf: »Schnell, schnell, wacht auf und seid leise.« Die Kleinen rieben sich die müden Äuglein und machten es sich in einer Ecke im Untersuchungszimmer bequem. Sie drückten sich eng aneinander und warteten, bis ich den Notfallpatienten erstversorgt hatte. Sobald alles vorbei war, konnten sie wieder auf den Schreibtisch kriechen und weiterschlafen. Manchmal weckte ihre Mutter sie auf diese Art und Weise zwei oder drei Mal in der Nacht.

An die Nachtdienste in dieser Klinik konnte ich mich nie gewöhnen. Sie waren für Frau Khater und mich sehr unangenehm, denn wir waren ganz allein in dem Klinikgebäude. Wir hatten ständig Angst, dass wir überfallen werden könnten. Deshalb legten wir uns einen dicken Knüppel zu. Wenn es in der Nacht an unserer Türe klopfte, öffnete ich vorsichtig, während Frau Khater mit dem Knüppel, den sie mit beiden Händen hoch über ihren Kopf hielt, hinter der Türe stand. Falls mich jemand angreifen würde, wollte sie den Angreifer mit einem einzigen Schlag niederstrecken. Ich hoffte, dass unser Verteidigungsplan in der Realität auch wirken und Frau Khater im Ernstfall richtig zielen würde. Zum Glück musste der Plan nie in Aktion treten. Es waren tatsächlich immer Patienten, die um Hilfe baten. So kam der Knüppel nie zum Einsatz.

Die Klinik hatte keine Küche. Wir brachten uns deshalb unser Essen von zu Hause mit oder kochten uns etwas auf einem kleinen Gaskocher, der im Aufenthaltsraum der beiden Ambulanzfahrer stand. Keiner wollte wirklich gerne in diesen Raum, denn es roch dort sehr stark nach Schweiß, vor allem nach Fußschweiß. Da der Raum kein Fenster hatte, konnten wir ihn auch nie lüften. Uns verging der Appetit, wenn wir das Zimmer betraten. Wenn sich der Schweißgeruch dann auch noch mit den Essensgerüchen vermischte, war die Luft zum Schneiden dick.

Unser Klinikleiter hatte ein Einsehen und verkündete eines Tages, dass eine Küche installiert werden würde. Wir freuten uns sehr über ein wenig mehr Komfort und waren gespannt, wie die neue Küche wohl aussehen würde. Eines Tages war es so weit. Die Küche sollte angeliefert werden. Das Wort »Küche« war allerdings ein sehr hochtrabender Begriff für das, was uns tatsächlich geliefert wurde. Es kam nur ein kleiner Herd, der im Garten unter einem Wellblechunterstand aufgestellt wurde. Die Enttäuschung stand uns ins Gesicht geschrieben. Ich versuchte, die Situation positiv zu sehen: Immerhin besser als gar nichts, dachte ich.

Zusätzlich zum Herd wurde auch eine ganze Menge Geschirr und Gläser mitgeliefert. Das war auch nötig, denn bis jetzt hatten wir unser Geschirr immer von zu Hause mitgebracht. Als die Lieferung eingetroffen war, ließ der Klinikleiter die ganze Belegschaft in sein Büro kommen. Er zeigte uns das Geschirr, das in Kartons in seinem Büro stand.

»Ich würde Sie nun alle bitten, dass Sie mir diesen Empfangszettel unterschreiben.« Auf dem Empfangszettel sollten wir mit unserer Unterschrift bestätigen, dass das Geschirr angekommen war und dass wir es gesehen hatten. Wir unterschrieben alle.

Als ich einige Tage später ein Glas und einen Teller für mein Mittagessen suchte und nicht ein Stück mehr von dem Geschirr aufzufinden war, fragte ich den Klinikleiter, wo die Sachen denn wären. Er schaute mich mit einem schmierigen Grinsen an und meinte: »Das Geschirr ist schon da. Das hat irgendjemand gerade in Benutzung. Suchen Sie nur genau. Sie werden die Teller und Gläser schon finden.« Ich fragte die Kollegen, aber niemand hatte das Geschirr je benutzt, seit es angekommen war. Auch später hat keiner je wieder etwas von dem Geschirr zu Gesicht bekommen. Wir brachten unser Geschirr deshalb wieder von zu Hause mit, so wie früher. Es hatte sich also nichts geändert.

Der Herd in unserer Wellblechküche im Garten war jeden Tag in Betrieb. Der Ambulanzfahrer, Herr Gholami, war zum Koch auserwählt worden. Pflichtschuldig lief er jeden Tag durch die Klinik und fragte die Mitarbeiter, was sie gerne zu essen hätten. Er schrieb sich jeden Wunsch gewissenhaft auf einen Zettel und nickte mit ernster Miene dazu. Da ich Vegetarierin bin, bestellte ich mir hart gekochte Eier. Er nickte und versprach mir, die Eier zu kochen. Am ersten Tag freuten wir uns, denn jeder hatte sich bestellt, was er gerne aß. Aber als es Abendessenszeit war, trauten wir unseren Augen kaum. Es gab ein Fleischgericht, das keiner von uns bestellt hatte. Das Fleisch schwamm in einer Pfanne im Fett und war zu stark gepfeffert. Bei dem Anblick wurde mir schlecht. Ich hatte plötzlich keinen Hunger mehr. Einigen anderen ging es ebenso. Während Herr Gholami mit großem Appetit sein Menü verzehrte, kämpften wir mit dem zu fetten und verpfefferten Fleischallerlei. Wir verloren schnell das Vertrauen in Herrn Gholamis Kochkünste und wurden wieder Selbstversorger. Wenn er nun herumging und fragte, was wir uns zum Abendessen wünschten, winkten wir meistens nur ab: »Ich habe mir etwas von zu Hause mitgebracht«, war die stereotype Antwort. So war Herr Gholami bald Alleinherrscher in der Küche und es gab immer nur das zu essen, was ihm gerade schmeckte. Da sein Speiseplan sehr einseitig war, gab es ausschließlich verpfeffertes Fleisch, das in ranzigem Fett schwamm.

Hadschi Hassani

Ich erinnere mich noch an meinen allerersten Patienten. Es war ein Mann. Er war gestürzt und hatte sich am Kinn eine tiefe Fleischwunde zugezogen. Die Wunde musste genäht werden. Ich sagte zu Frau Khater: »Bitte geben Sie mir ein paar Gummihandschuhe?« Die Krankenschwester schaute mich verdutzt an.

»Gummihandschuhe? Die haben wir schon lange nicht mehr. Ich glaube, ich weiß schon gar nicht mehr, wie die aussehen.«

»Was? Ich kann die Wunde doch nicht mit bloßen Händen nähen? Ich könnte sie mit Bakterien infizieren.«

Frau Khater lachte. »Wissen Sie was, ich werde Hadschi Hassani holen? Der weiß Rat.«

Sie lief aus dem Behandlungsraum und kam kurze Zeit darauf mit einem sehr großen, sehr dicken, bärtigen Mann wieder herein. Er schaute mich kurz an und sagte: »Ah, das ist also die neue Ärztin aus Teheran. Ich habe schon viel von Ihnen gehört.«

Tatsächlich kannte er mich schon von Kindesbeinen an, denn mein Vater war mit uns Kindern früher oft auf dem Land gewesen. Hadschi Hassani kannte mich also schon als kleines Mädchen.

»Ich dachte, Sie bringen mir Gummihandschuhe mit«, sagte ich deshalb zu ihm.

Er schaute mich über seinen dicken Bauch hinweg aus gutmütigen, lustig dreinblickenden, braunen Augen an und begann genauso zu lachen wie vorher die Krankenschwester.

»Gummihandschuhe will unsere frisch gebackene Ärztin. Ha, ha, ha.« Er schlug sich immer wieder auf die dicken Schenkel, so als ob ich den besten Witz seit langem gemacht hätte. Ich konnte mir beim besten Willen nicht vorstellen, was an ein paar Gummihandschuhen so lustig sein sollte. Ich wurde wütend. »Was ist denn daran so lustig?«, fragte ich in scharfem Ton.

»Gummihandschuhe haben wir schon lange nicht mehr. Ich mache das immer ohne Handschuhe.«

Was? Wie bitte? Ich konnte nicht glauben, was ich gehört hatte. Auch wenn er ein Hadschi war, so war er doch noch lange kein Arzt. Er half in der Klinik an manchen Tagen in der Apotheke aus. Aber hauptberuflich war er der örtliche Lebensmittelhändler. Wie konnte er also behaupten, dass er »das immer ohne Handschuhe macht«? Behandelte er etwa auch die Patienten?

Die Klinikmitarbeiter hielten viel von ihm, denn ein Mann, der den Titel Hadschi trägt, war schon einmal nach Mekka gepilgert. Diese Männer sind sehr geschätzt in der Bevölkerung, da sie in Mekka Gott schon einmal sehr nahe waren.

Solch eine Pilgerfahrt konnten sich nur reiche Leute leisten. Wenn sie ihre Reise nach Mekka antraten, trugen sie nichts außer einem weißen Baumwolltuch, das sie sich um den Leib schlangen. Genau solch eine Reise hatte Hadschi Hassani hinter sich, und das trug ihm das Vertrauen und die Wertschätzung der Bevölkerung ein.

Also, Hadschi, der eigentlich hauptberuflicher Lebensmittelverkäufer war, nähte auch Fleischwunden zu. Ich fragte mich, in was für eine Klinik ich da geraten war?

Ich versuchte, das Beste aus der Situation zu machen, und meinte: »Na gut, dann mache ich es eben ohne Handschuhe. Aber die Nadel, die Sie hier in der Klinik haben, ist viel zu dick für die Wunde. Haben Sie vielleicht eine dünnere Nadel?«, fragte ich ihn.

Hadschi Hassani schaute mich wieder belustigt an.

»Welch ein Luxus«, stöhnte er in gespieltem Entsetzen.

»Wir haben auch keine dünnere Nadel. Das müssen Sie schon mit der dicken Nadel zunähen«, sagte er grinsend.

»Aber dann bereite ich dem Patienten unnötig Schmerzen«, wandte ich ein.

»Ach was, nur nicht so zimperlich, Frau Doktor. Lassen Sie mich mal ran.«

Er schob mich beiseite, nahm die dicke Nadel, wandte sich dem Patienten zu und mit ein paar Stichen hatte er die Fleischwunde am Kinn des Mannes zugenäht. Dem Patienten traten zwar die Tränen vor Schmerzen aus den zugekniffenen Augen, aber er sagte keinen Ton und beeilte sich, aus der Klinik zu kommen. Ich litt mit dem Patienten und war mir sicher, dass wir ihn in ein paar Tagen mit einer Blutvergiftung wieder sehen würden. Tatsächlich aber hörten wir nie wieder etwas von dem Mann. Lag es an der schmerzhaften Behandlung, die Hadschi Hassani an ihm vorgenommen hatte, so dass er es nicht mehr wagte, wieder zu kommen, oder hatte der Mann Glück gehabt und die Behandlung ohne große Nebenwirkungen überstanden? Ich habe es nie erfahren.

Hadschi Hassani war durch Zufall in der Klinik angestellt worden. Als die Klinik eröffnet wurde, hatte man im Dorf Mitarbeiter gesucht. Niemand außer Hadschi Hassani hatte es sich zugetraut, die Apotheke zu führen. So war er im Laufe der Jahre in seinen Job hineingewachsen. Die Patienten schätzten ihn sehr. Für die Krankheiten und Leiden der Leute hatte er stets ein offenes Ohr. Es kam öfter vor, dass er einem Patienten ein Medikament empfahl, das dessen Leiden lindern sollte. Wenn der Patient dann zu mir in die Sprechstunde kam und ich ein anderes Medikament verschrieb, fragte der Patient zweifelnd: »Aber, Frau Doktor, Hadschi Hassani hat mir ein ganz anderes Medikament empfohlen. Sind Sie auch wirklich sicher, dass Ihres genauso gut ist wie Hadschis Medikament?« Es kostete mich viel Überredungskunst Hadischs Medikamentenempfehlung zu entkräften, denn sie wirkte sich auf meine Arbeit eher kontraproduktiv aus.

Meine Patienten trauten der studierten Ärztin nicht annährend so viel zu wie dem örtlichen Lebensmittelverkäufer, der einmal Gott so nahe gewesen war. Ich bat Hadschi Hassani deshalb, seine Empfehlungen zu unterlassen. Hadschi Hassani lächelte milde und meinte: »Aber, Frau Doktor, Ihnen fehlt doch noch so viel Erfahrung. Sie kommen doch frisch von der Uni. Sie sind doch noch eine ›Null-Kilometer-Ärztin‹.« Damit ist jemand gemeint, der noch keine Erfahrung hat, der eben noch keine Kilometer in seinem Beruf zurückgelegt hat. Ich war nicht böse über seine Bemerkung, aber es kostete mich einiges Durchsetzungsvermögen, damit ich bei Hadschi Hassani und meinen Patienten als ernst zu nehmende Ärztin anerkannt wurde.

Ich verfiel deshalb auf eine List. Mir war klar, dass die Leute Hadschis Beratungen gewöhnt waren und dass er sehr beliebt war in der Bevölkerung. Deshalb sagte ich immer, wenn ein Patient meine Medikation in Zweifel zog: »Ja, Hadschi hat auch Recht mit seiner Medikamentenempfehlung. Aber ich verschreibe Ihnen hier ein ganz neues Medikament, das viel schneller wirkt, und Sie brauchen davon nicht so viel einzunehmen.« Dieses Argument wirkte bei den meisten, denn sie wollten ihr Geld sparen und nicht unnötig für Medikamente ausgeben.

Kampf gegen den Tod

Der Mangel an Medikamenten und Material belastete mich sehr. In meiner Fantasie malte ich mir immer wieder aus, dass eines Tages ein Mensch sterben müsse, weil meine ärztliche Kunst ohne die Medikamente nicht ausreichte.

Und dann, eines Tages wurden meine schlimmsten Befürchtungen wahr.

Es war ein Freitag und damit Feiertag im Iran und ich hatte Dienst, als ein Ehepaar völlig aufgelöst zu uns in die Klinik gestürzt kam. Der Mann hatte die fünfjährige Tochter im Arm, die schlaff an seiner Brust lehnte. Er legte den leblosen Körper des Mädchens auf die Untersuchungsliege.

Als ich die Kleine sah, konnte ich mir schon fast denken, was geschehen war. Die Kleine war bis auf die Haut nass und die Lippen waren blau angelaufen. Die Eltern redeten aufgeregt auf mich ein. Sie erzählten mir, dass sie eine Familienfeier gehabt und dass die Kinder im Garten gespielt hatten. Plötzlich war Fatima, ihre kleine Tochter, verschwunden. Alle hatten aufgeregt nach ihr gesucht, bis einer der Gäste sie im verschmutzten Wasser des Pools mit dem Gesicht nach unten treibend gefunden hatte.

Ich wusste, was zu tun war. Ich hätte eigentlich Sauerstoff und einen Absauger gebraucht, denn ich vermutete, dass die Lunge voll von verschmutztem Poolwasser war. Aber beides hatte ich natürlich nicht zur Hand. In der ganzen Klinik gab es keine solchen Geräte. In meiner Verzweiflung begann ich sofort mit Herzdruckmassagen, mit Absaugen, das ich nur mit dem Mund machen konnte, da wir hierfür keine geeigneten Geräte hatten, und Mund-zu-Mund-Beatmung. Immer wieder wechselte ich Beatmung und Herzdruckmassagen ab. Ich weiß nicht, wie lange ich die Kleine auf diese Art und Weise versuchte zu reanimieren. Ich weiß nur noch, dass ich erst aufhörte, als ich total erschöpft war. Ich musste mir eingestehen, dass meine Bemühungen ergebnislos geblieben waren. Das Kind gab kein Lebenszeichen mehr von sich. Schweren Herzens teilte ich den Eltern mit, dass ihre kleine Tochter tot war. Damit war mein schlimmster Alptraum wahr geworden. Die Wirklichkeit war jedoch noch schlimmer und noch grausamer, als alle meine Alpträume jemals hätten sein können.

Die Eltern waren so verzweifelt über den Verlust ihres Kindes, dass sie sich noch in der Klinik am Bett ihres toten Kindes gegenseitig bezichtigen, am Tode ihrer kleinen Tochter schuld zu sein.

»Warum hast du nicht aufgepasst?«, schrie der Mann seine Frau an. Ihm standen die Tränen der Verzweiflung in den Augen.

»Warum ich? Du warst doch auch da. Warum hast du nicht einmal nach den Kindern geschaut?«

Der Streit war schrecklich, aber ich vermutete, dass es ihre Art war, den Schock über ihre tote Tochter hinauszuschreien. Sie ließen ihre Verzweiflung und ihre Trauer aneinander aus und ich konnte es ihnen nicht einmal verübeln.

Ich war mir nicht sicher, ob das Kind überlebt hätte, wenn ich alle Mittel zur Verfügung gehabt hätte. Aber hätte ich Sauerstoff und einen Absauger gehabt, so hätte ich wenigstens versuchen können, die Kleine zu retten. Aber so hatte die kleine Fatima keine wirkliche Chance gehabt.

Ein Jahr später traf ich die Mutter wieder. Sie war erneut schwanger und erwartete ihr viertes Kind. Ich war sehr erstaunt. Mir fiel die kleine Fatima wieder ein. Ich fragte mich, ob sie ihr totes Kind so schnell vergessen hatte? Wollte sie etwa mit dem neuen Kind die kleine Fatima ersetzen? Mich bewegte diese Frage lange in meinem Herzen.

Nein, heute weiß ich, dass es nicht so war. Kein Kind ist ersetzbar für keine Mutter dieser Welt. Jedes ist einzigartig. Fatima war auch für ihre Mutter nicht ersetzbar. Ich freute mich für sie, denn das Baby würde sie vielleicht ein wenig über den Verlust der kleinen Fatima hinwegtrösten. Aber ich wusste auch, dass die Trauer um den Verlust ihres Töchterchens tief eingegraben für immer in ihrem Herzen blieb.

Meine Angst, dass mir so etwas wieder passieren könnte, blieb auch noch ein Jahr danach. Sie wurde sogar noch größer. Mir war klar, dass mir das jederzeit wieder passieren könnte und davor hatte ich panische Angst, denn ich wäre nie davor gefeit, mir selbst Vorwürfe zu machen und mich zu fragen, ob ich auch wirklich alles für meinen Patienten getan hatte.

Eines Nachts klopfte jemand an die Kliniktüre. Es war tiefer Winter und die Straßen waren stark verschneit. Nachdem Frau Khater, die Krankenschwester, und ich uns vergewissert hatten, dass es sich um einen Patienten handelte, ließen wir die drei Personen herein. Es war ein junger Mann und dessen Frau. Sie führten einen etwa achtjährigen Jungen mit sich, der unter schweren Asthmaanfällen litt. Seine Augen waren schreckgeweitet und ich konnte erkennen, dass er Angst hatte zu sterben.

»Bitte helfen Sie meinem Bruder«, jammerte die junge Frau.

»Er leidet unter Asthmaanfällen. Er erstickt gleich.«

Ich versuchte, die Nerven zu behalten. Aber ich wusste auch, wenn alle Medikamente gekommen wären, die ich vor einigen Monaten bestellt hatte, dann wäre es kein Problem gewesen, dem röchelnden und japsenden kleinen Jungen zu helfen.

Mir stand jedoch nichts zur Verfügung, was die Erstickungsanfälle des Jungen hätten lindern oder gar beseitigen können.

Ich war verzweifelt. Ich wollte dieses Kind nicht verlieren, so wie ich Fatima verloren hatte.

»Wir müssen nach Teheran in eine Klinik«, sagte ich deshalb. Ich rief den Ambulanzfahrer, der den kleinen Jungen ins Auto auf die Liege trug. Ich setzte mich neben meinen kleinen Patienten, nachdem ich eilig die Schränke nach einem brauchbaren Medikament durchwühlt hatte. In meiner Verzweiflung nahm ich zwei kleine Fläschchen und eine Spritze mit. »Vielleicht kann ich die Sachen noch brauchen«, dachte ich, obwohl ich mir nicht viel Hoffnung machte.

Die Straße bis nach Teheran war stark verschneit und der Ambulanzfahrer musste deshalb sehr langsam fahren, zumal die Reifen des Wagens kein Profil mehr hatten. So rutschten und schlingerten wir im Schneckentempo bis Teheran. Die Fahrt erschien mir endlos lang.

»Frau Doktor«, rief der Kleine, »bitte helfen Sie mir, ich ersticke.«

»Halte noch ein bisschen durch«, sagte ich zu ihm.

»Wir sind gleich in Teheran und dann wird dir geholfen, ich verspreche es dir.«

Der Kleine versuchte tapfer zu sein. Aber das Röcheln konnte ich nicht stoppen, wie gerne ich es auch getan hätte. Ich war nervös, denn ich hatte Angst, dass ich auch diesen Patienten verlieren würde. Jedes Röcheln des Kindes war wie ein Stich in mein Herz. Auf keinen Fall wollte ich noch einmal so ein Drama erleben wie mit Fatima.

Immer wieder bat mich der Kleine um Hilfe und ich hielt ihn immer wieder hin und munterte ihn auf.

»Ich weiß, dass du ein tapferer kleiner Junge bist. Halte noch ein bisschen durch.«

Als wir an der Stadtgrenze von Teheran ankamen, atmete ich ein wenig auf. »Endlich«, dachte ich. Aber die Odyssee war noch lange nicht zu Ende. In der Stadt herrschte ein Gewimmel von Menschen und Autos. Die Menschen in den Straßen beachteten uns gar nicht, sie wichen nicht zur Seite. Keiner glaubte mehr einem Ambulanzfahrer, der das Martinshorn eingeschaltet hatte. Viele Ambulanzfahrer missbrauchten es zu oft für ihre eigenen Zwecke. In Teheran kamen wir deshalb nur sehr langsam durch die vom vielen Verkehr verstopften Straßen. Ich öffnete die Türe der Ambulanz und rief den Leuten zu: »Das ist wirklich ein Notfall, bitte gehen Sie zur Seite.« Aber niemand hörte hin. Niemand glaubte mir. Ich war wütend und verzweifelt über die Ignoranz der Leute, konnte jedoch nichts dagegen ausrichten.

Im Krankenwagen lag der Junge auf der Liege und flehte mich an: »Bitte, bitte Frau Doktor, helfen Sie mir. Ich werde sterben. Ich bekomme keine Luft mehr.« Mir zog es das Herz zusammen beim Anblick des um sein Leben kämpfenden kleinen Jungen. Ich versuchte, ihn immer wieder zu beruhigen, aber er jammerte weiter. Ich war zum Nichtstun verdammt und konnte nur zusehen, wie sehr der Kleine litt. Als er mich zwischen zwei Erstickungsanfällen wieder bat, ihm doch endlich zu helfen, nahm ich in meiner Verzweiflung die zwei kleinen Fläschchen und die Spritze aus meiner Arzttasche, die ich vorher aus der Klinik mitgenommen hatte. »Siehst du die beiden Flaschen und die Spritze?«, fragte ich den Kleinen. Er nickte.

»Darin ist die Medizin, die du brauchst, damit die Asthmaanfälle aufhören. Aber ich weiß, dass du ein tapferer kleiner Junge bist, der auch ohne die Medizin auskommen kann. Deine Anfälle sind nämlich noch nicht schlimm genug für die Medizin. Deshalb versuche noch ein wenig durchzuhalten, bis wir in der Klinik sind. Solltest du es jedoch gar nicht mehr aushalten, dann gebe ich dir eine Spritze mit der Medizin.«

Der Kleine schaute mich an und ich merkte, wie sich sein flatternder Atem leicht beruhigte. Er wollte ein tapferer kleiner Junge sein. Lange hielt dieser Zustand jedoch nicht an, dann ging die Qual des Kleinen von vorne los. Er röchelte und schnappte nach Luft. Ich hielt ihm wieder die Fläschchen unter die Nase.

»Halte noch ein wenig durch. Du hast es gleich geschafft«, sagte ich zu ihm.

Der Kleine hielt durch, bis wir in der Klinik waren. Als wir angekommen waren, lobte ich ihn: »Du warst ein tapferer kleiner Bursche. Ich wusste, dass du es auch ohne die Medizin schaffen würdest.«

Tatsächlich war in den beiden Flaschen überhaupt keine Medizin gegen Asthma. Ich hatte nur destilliertes Wasser bei mir gehabt, das dem Kleinen nicht geholfen hätte.

Die Klinik in Teheran hatte alle Hilfsmittel und konnte den Jungen retten. Ich war erleichtert.

Ich fragte mich immer wieder, warum die Menschen so leiden mussten. Der Iran war kein armes Land. Medikamente und medizinische Geräte wären durchaus da gewesen. Wir hatten viele reiche Leute, die oft und viel für die Krankenhäuser spendeten. Aber ich hatte im Laufe meines Berufslebens immer wieder den Verdacht, dass nur ein geringer Teil der Spenden wirklich den Patienten zugute kam. Das meiste Geld wurde nicht für Medikamente und Instrumente ausgegeben, sondern floss in die Taschen korrupter Beamter. Das frustrierte mich sehr, denn mit der Zeit kam ich mir vor wie eine Ärztin, die zum Nichtstun verurteilt war, weil ich nicht die nötigen Hilfsmittel hatte.

In meiner Verzweiflung kaufte ich mir von meinem eigenen Geld die Notfallmedikamente und führte sie in meiner Arzttasche bei mir. Es war für mich die einzige Möglichkeit, mit dem chronischen Mangel, der an der Klinik herrschte, fertig zu werden. Außerdem war es für mich die einzige Lösung, mit der Angst fertig zu werden, die mich ständig verfolgte, einmal einen Patienten zu verlieren.

Reise in die Provinz

Zweimal in der Woche fuhren der Ambulanzfahrer und ich in die kleinen Dörfer in die Berge. Dort gab es keine Ärzte oder Krankenhäuser. Um wenigstens eine minimale medizinische Versorgung zu gewährleisten, fuhren wir jede Woche zwei Dörfer ab und schauten nach, ob Kranke unserer Hilfe bedurften. In jedem Dorf blieb ich einen ganzen Tag und die Dorfbewohner konnten mit ihren Leiden und Beschwerden zur mir kommen. Ich behandelte sie und ließ Medikamente da, soweit dies möglich war. Jedes Dorf hatte einen Hilfspfleger, der sich leidlich in der Krankenpflege auskannte und dem ich Instruktionen gab, wie die Kranken bis zu meiner nächsten Visite zu behandeln seien.

Der Ambulanzfahrer und ich nahmen einen alten Landrover. Für die bergigen Straßen, die sehr schmal und abschüssig waren, war das Auto besser geeignet als der Ambulanzwagen, der außer einer alten Liege sowieso keine Ausstattung mehr besaß und deshalb für unsere Zwecke wertlos war. Jede Fahrt in die Bergdörfer glich einem Horrortrip. Die bergigen, engen, steil abfallenden Straßen machten mich unruhig. Wir fuhren so nah am Abgrund entlang, dass zwischen Auto und Abhang kein Fußbreit mehr Platz war. Den Fahrkünsten unseres Ambulanzfahrers traute ich ohnehin nicht. Ich wusste, dass er und der Angestellte unserer Apotheke, ein junger Mann, der sich die Arbeit mit Hadschi Hassani in der Apotheke teilte, opiumsüchtig waren.

Die Krankenschwester hatte mir erzählt, dass sie die beiden einmal dabei erwischt hatte, wie sie eine Opiumpfeife rauchten. Sie hatte es der Klinikleitung gemeldet. Aber geschehen war nichts. Der Ambulanzfahrer rächte sich an ihr und verleumdete sie dafür als Hure.

Mir konnten die beiden jedoch nichts vormachen. Ihre Gesichter und ihr Verhalten waren von der Sucht gezeichnet. Sie hatten blaue Lippen, eine grau-blaue Hautfarbe und rote Augenränder. Wenn es ihnen schlecht ging, hatten sie einen langsamen, schleppenden Gang. Sie machten nur kleine Schritte und gingen vornübergebeugt.

Ich hatte die beiden einmal dabei beobachtet, wie sie ein Geschäft miteinander abwickelten. Der Ambulanzfahrer, der öfter am Tag unauffindbar war, hatte wieder einmal Opium für beide besorgt und teilte mit dem Apothekenangestellten seine Beute. Der Apothekenangestellte hatte mich gesehen, wie ich die beiden beobachtet hatte. Als ich kurze Zeit später in der Apotheke war, sprach er mich darauf an.

»Frau Doktor, ich hoffe, Sie haben die Situation nicht missverstanden?«, fragte er mich schleimig höflich.

»Was gab es da falsch zu verstehen?«, fragte ich zurück.

»Nun ja, ich meine nur, dass Sie nicht auf den Gedanken kommen sollten, irgendjemandem etwas davon zu erzählen. Ich möchte nicht, dass Sie sich deswegen hinterher schlecht fühlen oder sich Schwierigkeiten einhandeln«, sagte er lächelnd. Aber seine Augen sprachen eine andere Sprache. Sie flackerten gefährlich. Die Drohung war eindeutig. Ich sagte nichts mehr und ging. Wem hätte ich etwas davon erzählen sollen? Die Krankenschwester hatte diesen Missstand der Klinikleitung bereits gemeldet und sich eine Menge Ärger eingehandelt, ohne dass etwas geschehen war. Darauf konnte ich verzichten. Ich wusste, dass sich an den Zuständen nichts ändern würde, also versuchte ich, mich mit dem opiumsüchtigen Ambulanzfahrer so gut wie möglich zu arrangieren.

Für meinen Ambulanzfahrer waren die Tage in den Bergdörfern Tage der Freiheit. Während ich die Patienten behandelte, streifte er durch die Gegend und blieb stundenlang unauffindbar. Oft war ich bereits am frühen Nachmittag fertig und wollte ins Dorf zurück, denn dort wartete eine ganze Anzahl von Patienten auf mich. Aber mein Fahrer blieb meist längere Zeit verschwunden. Manchmal lief er mir, zu seinem Leidwesen, direkt in die Arme. Dann sagte ich: »Ich bin für heute fertig, wir können wieder in die Klinik zurück.«

Gequält verzog er den Mund und meinte: »Das Auto springt gerade nicht an. Wir müssen noch ein bisschen warten.« Ich wusste, dass das eine faule Ausrede war. Während ich kochend vor Wut auf ihn wartete, machte er es sich im Schatten eines Baumes bequem und döste. An solchen Tagen kamen wir erst am späten Abend in die Klinik zurück. Manchmal hielt er auch unterwegs an, wenn er irgendwo einen Obstbaum fand und pflückte seelenruhig die Früchte. Was er nicht essen konnte, stopfte er sich in seine Hosentaschen und nahm es mit nach Hause. Er stellte meine Geduld oftmals auf eine harte Probe. Ich wusste, dass es besser war, wenn ich mich nicht beschwerte, denn sonst hätte sich die ganze Situation nur noch verschlimmert. Der Ambulanzfahrer hätte mir das nicht verziehen.

Eines Tages kamen wir von unserem Ausflug in den Bergen so spät zurück, dass ich kein Taxi mehr nach Teheran bekam.

Ich war verzweifelt. Was sollte ich nun tun? Es begann bereits dunkel zu werden. Ich stand am Straßenrand und wartete. Herr Gholami war natürlich auch nicht bereit gewesen, mich nach Teheran zu fahren, denn er wohnte im Ort und hatte es nicht weit nach Hause. Er genoss jetzt seinen Feierabend.

Plötzlich kam ein Bauer mit einem Lieferwagen vorbei. Er sah mich am Straßenrand stehen und hielt an. »Wo möchten Sie denn noch so spät hin?«, fragte er mich.

»Nach Teheran. Fahren sie zufällig dorthin?«

»Zufällig fahre ich tatsächlich dorthin. Steigen Sie hinten ein. Ich nehme Sie mit«, sagte er. Ich freute mich, dass ich noch einen fahrbaren Untersatz gefunden hatte. Als ich jedoch hinten auf die Ladefläche steigen wollte, prallte ich vor Schreck zurück. Der Bauer hatte seine ganze Schafherde aufgeladen und nun sollte ich dort zwischen den Schafen Platz nehmen. Aber eine andere Möglichkeit hatte ich nicht, nach Teheran zu kommen. Ich atmete noch einmal tief durch, stieg zu und nahm auf einer kleinen Sitzbank Platz, die an der Seite befestigt war. So rumpelten die Schafe und ich gemächlich nach Teheran. Durch das Gerumpel der Straße hatte ich alle Hände voll zu tun, die stinkenden Schafleiber von mir fern zu halten. In Teheran war zum Glück Endstation. Den Geruch der Schafe hatte ich aber noch in der Nase, als ich das letzte Stück Weg nach Hause lief. Als ich endlich erschöpft unsere Wohnung betrat, fragte mein Mann: »Was riecht hier eigentlich so penetrant?«

»Ich rieche nach Schafen«, sagte ich.

»Was? Ich dachte die Taxifahrer nehmen nur Hühner und Gänse mit?«, fragte er erstaunt.

»Nein, nein, ich bin nicht mit dem Taxi gekommen. Ein Bauer hat mich auf seinem Anhänger mitgenommen. Auf dem Anhänger hatte er Schafe geladen.«

Sohrab lachte herzhaft darüber und meinte: »Toba, warum passieren dir immer diese unglaublichen Dinge?«

Darauf wusste ich allerdings auch keine Antwort.

In den Bergdörfern lebten fast ausschließlich alte Menschen. Die jungen Bewohner hatten die Dörfer längst verlassen, um sich Arbeit in den Städten zu suchen. Die alten Leute hatten außer den typischen Altersbeschwerden, wie Osteoporose oder ausgefallene Zähne, kaum nennenswerte Leiden. Sie waren ihrem Alter entsprechend gesund. Die üblichen Altersleiden akzeptierten sie und murrten nicht darüber. Wegen solcher Kleinigkeiten wären sie nie in meine Sprechstunde gekommen. Meine Besuche in den Dörfern waren deshalb auch meist recht kurz.

Eines Tages war ich wieder in einem Bergdorf. An diesem Tag wartete ich vergebens auf einen Patienten. Die Dorfbewohner schienen alle gesund zu sein und meiner Hilfe nicht zu bedürfen. Ich wartete noch eine Zeit lang, bis ich beschloss, wieder zurück in die Klinik zu fahren. Ich wollte gerade meinen Fahrer suchen gehen, als ich auf der Dorfstraße Lärm vernahm. Ich schaute die Straße hinunter und sah die Hilfspflegerin des Ortes, die eine alte Frau mit sich zog. Die Alte sträubte sich und rief: »Was willst du von mir? Lass mich gefälligst los! Ich bin überhaupt nicht krank.« Die Hilfspflegerin hörte nicht auf das Geschrei der Frau. »Was soll ich denn bei der Ärztin?«, fragte die Alte wieder. »Nehmt doch jemanden, der wirklich krank ist, und nicht mich. Reine Zeitverschwendung, wenn sie mich untersucht. Ich bin kerngesund.«

»Was fehlt Ihnen?«, fragte ich die Frau, als die Hilfspflegerin sie bei mir ablieferte.

»Mir fehlt überhaupt nichts«, sagte sie empört und funkelte mich wütend an.

»Diese Verrückte hat mich zu Ihnen geschleift, obwohl ich gar nicht kommen wollte. Ich bin nämlich überhaupt nicht krank«, dabei blickte sie die Hilfspflegerin angriffslustig an.

Tatsächlich war die Alte gesund. Die Hilfspflegerin des Dorfes hatte jedoch geglaubt, sie tue mir einen Gefallen, wenn sie mir eine Patientin brächte, damit ich nicht ganz umsonst gekommen war. Außerdem hatte sie wohl auch geglaubt, dass, wenn sie eine höhere Patientenstatistik hatte, sie dann mehr Gehalt bekommen würde. Sie hatte sich deshalb die Älteste des Dorfes ausgesucht in der Hoffnung, dass ich eine Krankheit bei ihr finden würde, die ich dann kurieren könnte. Ich konnte mir ein Lächeln nicht verkneifen.

Laut schimpfend zog die alte Frau wieder ab.

Ich bedankte mich bei der Hilfspflegerin für ihren guten Willen, bat sie aber, mir in Zukunft nur die wirklich kranken Dorfbewohner vorbeizuschicken.

Fahre nie mit »Farhad khole«

Es war Frühling geworden und ich wollte am Abend nach einem langen, anstrengenden Arbeitstag nach Hause. Ich war die lange Auffahrt zur Straße vor gelaufen und wartete am Straßenrand, bis ein Taxi vorbeikam. Im Iran gibt es Taxis, die nur innerhalb der Stadtgrenzen fahren, und Privatfahrzeuge, die als Taxis fungieren. Die Pkw-Eigentümer haben sich darauf spezialisiert, Leute von einem Ort zum anderen zu befördern. Damit sich das Geschäft für sie lohnt, fahren sie immer nur dann an den Bestimmungsort, wenn das Auto voll mit Passagieren ist. Diese so genannten Privat-Taxis sind im Iran sehr verbreitet, denn sie sind viel billiger als ein Funktaxi, die auch außerhalb der Stadtgrenzen fahren.

Zwischen den Dörfern und Teheran fuhren viele Chauffeure solche Privatfahrzeuge und verdienten sich ihr Geld, die Leute hin- und herzukutschieren. Die meisten dieser Fahrer besaßen einen alten Paykan. Fast jeder Iraner fährt einen Paykan, denn es ist die einzige iranische Automarke. Nur die reichen Iraner kaufen sich europäische und koreanische Automarken. Allerdings sind die iranischen Autos nicht besonders verkehrstüchtig und es kommt durchaus vor, dass beim Öffnen die Autotür aus den Aufhängungen springt und man sie in der Hand hält.

Ich wartete also am Straßenrand auf einen solchen Paykan, der mich nach Teheran mitnehmen sollte.

Plötzlich hielt ein alter, verbeulter, schwarzer Paykan neben mir und ich quetschte mich auf den letzten freien Platz als fünfter Fahrgast auf die Hinterbank. Die Hinterbank war fleckig. Schmierige Ölflecken glänzten mir entgegen. Aber ich machte gute Miene zum bösen Spiel und drückte mich in die Ecke. Der Fahrer des Paykans dürfte etwa fünfunddreißig Jahre alt gewesen sein. Er war sehr klein und schlank, hatte einen dunklen Oberlippenbart und einen dunklen Wuschelkopf. Er sah aus, als hätte er sich in seinem ganzen Leben noch nie die Haare gekämmt, geschweige denn gewaschen. Sie standen ihm nach allen Seiten wild vom Kopf weg. Er trug ein abgetragenes Hemd, das aussah und roch, als habe er es schon wochenlang nicht mehr gewechselt.

Mir fiel auf, dass die anderen Fahrgäste auffallend ruhig waren.

Ich machte mir jedoch keine weiteren Gedanken darüber. Der Fahrer trat aufs Gaspedal und los ging's. Mit einer Höllengeschwindigkeit und lautem, kehligem Gesang brauste er auf die kurvenreiche Straße, die nach Teheran führte. Ich fühlte mich etwas unwohl, denn für mein Gefühl fuhr der Fahrer viel zu schnell. Vor jeder Kurve hielt ich den Atem an. Ich war mir sicher, dass der voll besetzte Paykan die Kurve nicht kriegen kann und wir irgendwo im Straßengraben landen würden. In den Kurven wurden wir nach rechts oder nach links geschleudert und die Fahrgäste griffen verängstigt nach irgendetwas im Auto, das festen Halt versprach. Ich schaute in die erschrockenen Gesichter der anderen Fahrgäste, die mir bestätigten, dass auch ihnen der Fahrstil des Chauffeurs nicht geheuer war. Unser Fahrer schien von unseren Sorgen jedoch nichts zu bemerken. Er sang laut vor sich hin – ersetzte damit die Radiomusik, die im Iran sowieso verboten war – und klatschte und schnalzte mit beiden Händen gut gelaunt den Takt dazu. Ich glaubte, in einem Alptraum gelandet zu sein.

Nach einer Weile verlegte sich der Chauffeur aufs Reden. Ich war froh, dass sein Gesang ein Ende hatte. Ich hoffte, dass er das Lenkrad nun wieder mit beiden Händen fest im Griff haben würde. Er fing an, laut über Gott und die Welt zu reden und wechselte das Thema so schnell, dass ich ihm nicht folgen konnte. Zwar hatte er jetzt die Hände am Lenkrad, dafür drehte er nun seinen Kopf nach hinten zu uns, um sich von uns ein bestätigendes Nicken für seinen Monolog zu holen. Wir jedoch saßen alle stocksteif wie Figuren aus einem Wachsfigurenkabinett in dem Paykan und trauten uns kaum noch zu atmen. Der Chauffeur plapperte munter weiter und schaute immer wieder hinter zu uns. Seine Augäpfel kullerten dabei aufgeregt von links nach rechts und von oben nach unten, so dass mir ganz schwindlig wurde, wenn ich ihn ansah.

Plötzlich rief einer der Fahrgäste – wahrscheinlich hatte sein Überlebenswille die Oberhand gewonnen, während wir anderen noch stocksteif vor Angst dasaßen: »Bitte, schauen Sie nach vorne auf die Straße.« Es klang mehr wie ein Hilfeschrei als wie eine Bitte.

Der Chauffeur knurrte etwas Unverständliches, so etwas wie: »Ich habe alles unter Kontrolle.«

Ich merkte jedoch, dass der Fahrgast ihn mit diesem Satz beleidigt hatte. Er schwieg jetzt, raste aber unvermindert weiter über die kurvenreiche Straße. Die Landschaft zog in bunten Streifen an mir vorüber. Ich traute mich nicht mehr aus dem Fenster zu sehen, denn mir wurde schlecht. Mit unvermindertem Tempo raste der Mann bis Teheran. Wider Erwarten kamen wir wohlbehalten an. Als ich in Teheran ausstieg, war ich schweißgebadet. Meinen Mitreisenden konnte ich ansehen, dass es ihnen ähnlich ging. Ich hatte noch nie einen so verrückten Mann erlebt. Für die Zukunft nahm ich mir vor, besser aufzupassen, zu wem ich ins Auto stieg. Zu diesem Fahrer jedenfalls wollte ich nie wieder einsteigen.

Am nächsten Tag erzählte ich meinen Kollegen in der Klinik, was ich erlebt hatte, und sie lachten herzhaft: »Frau Doktor, da haben Sie Bekanntschaft mit ›Farhad khole‹ gemacht, dem verrückten Farhad. Der verrückte Farhad ist wegen seines Fahrstils eine kleine Berühmtheit in den Dörfern. Keiner fährt freiwillig mit ihm mit.«

Meine Kollegen erzählten mir, dass er seinen Fahrgästen einmal erzählt habe, dass seine Bremsen nicht mehr funktionierten. Während er das sagte, trat er aufs Gaspedal und raste in halsbrecherischem Tempo bergauf und bergab Richtung Teheran. Er trat immer wieder auf die Bremse und zeigte den Fahrgästen, dass sie nicht anschlug. Die Fahrgäste glaubten, ihr letztes Stündlein habe geschlagen. Als sie schließlich an der Stadtgrenze Teherans anlangten, trat er fest aufs Bremspedal. Die Fahrgäste schleuderten durchs Auto, und das Auto stand zum Erstaunen aller still. Farhad lachte und meinte: »Hä, hä, hä, reingelegt. Ihr habt mir den Witz doch tatsächlich abgekauft.« Er amüsierte sich köstlich, während den Fahrgästen, als sie ausstiegen, die Todesangst immer noch ins Gesicht geschrieben stand.

Für mich stand nach diesem Erlebnis fest, dass ich nie mehr mit dem verrückten Farhad fahren würde. Wenn ich nun am Straßenrand auf einen Paykan wartete und der verrückte Farhad kam vorbei und er fragte mich, ob ich mit ihm nach Teheran fahren wolle, erklärte ich ihm jedes Mal, dass ich auf eine Freundin wartete. In Bezug auf Farhad war dies eine gängige Ausrede. Viele Fahrgäste benutzten eine imaginäre Freundin, nur um nicht mit Farhad mitfahren zu müssen und die Gelegenheit zu haben, auf einen anderen Paykan zu warten.

Etwa ein halbes Jahr nach unserer ersten Begegnung kreuzten sich unsere Wege wieder. Ich hatte Nachtdienst gehabt und wollte morgens nach Hause fahren. Ich stand am Straßenrand und wartete auf einen Paykan. Der verrückte Farhad kam vorbei gefahren und hielt neben mir. »Wollen Sie mitfahren?«

Oh Gott, der verrückte Farhad, dachte ich und sagte: »Nein danke, ich warte noch«, in der Hoffnung, dass er sich damit zufrieden geben würde.

Aber er ließ nicht locker: »Junge Frau, ich glaube, da können Sie lange warten. Heute kommt bestimmt kein Auto mehr vorbei.«

»Danke«, sagte ich, »aber ich werde noch eine Weile warten.«

Ich hatte diese Möglichkeit auch schon in Betracht gezogen, dass der verrückte Farhad womöglich heute der Einzige war, der nach Teheran fuhr. Es war Winter und in der Nacht hatte es stark geschneit. Ich stand bis zu den Knien im Schnee. Auf der Straße nach Teheran lag der Schnee sehr hoch und dicker Nebel hatte sich während der Nacht gebildet, der sich auch am Morgen noch nicht verzogen hatte. Einen Schneeräumdienst, der die Fahrbahn nach Teheran frei geräumt hätte, gab es nicht. Jedenfalls nicht zu so früher Stunde. Einige Lastwagen hatten zwar mit ihren großen Reifen schon einen Weg gebahnt, aber die Paykan-Fahrer trauten sich an diesem Tag nicht auf die Straße. Sie blieben alle zu Hause – mit Ausnahme von Farhad, der herumkurvte und nach todesmutigen Fahrgästen Ausschau hielt.

Ich wartete noch über eine Stunde. Es kam kein anderer Fahrer. Zwischenzeitlich hatten sich noch einige andere Fahrgäste am Straßenrand eingefunden. Schließlich kam der verrückte Farhad wieder vorbeigebraust.

»Was ist, wollt ihr mitfahren?«, lud er laut singend die Fahrgäste ein einzusteigen. Ich hatte es satt, vergeblich zu warten, ich war müde vom langen Nachtdienst und wollte endlich nach Hause. Also fasste ich mir ein Herz und warf meine guten Vorsätze über Bord. Ich stieg wieder zu Farhad ins Auto. Das Auto war jetzt voll besetzt. Farhad schmetterte ein lustiges Lied und gab Gas. Er bahnte sich einen Weg über die verschneite Fahrbahn und hielt wieder Monologe, wenn ihm gerade mal kein neues Lied einfiel, was er zum Besten geben konnte.

Wir waren etwa drei oder vier Kilometer gefahren, als wir

einen sehr großen und sehr dicken Mann am Straßenrand stehen sahen. Farhad versetzte seinem Bremspedal einen Tritt, so dass wir alle gegen die Vordersitze geschleudert wurden. Er stieß die Beifahrertür auf und fragte den Fremden: »Was ist, wollen Sie mitfahren?«

»Ja, sehr gerne«, sagte der Hüne.

Er quetschte sich zu dem Beifahrer auf den engen Sitz. Neben dem kleinen zierlichen Farhad nahm sich der neue Fahrgast wie ein Riese aus. Er war so breit, dass er Farhad gegen die Fahrertür quetschte und dieser die größte Mühe hatte, sein Lenkrad wieder zu fassen zu kriegen. Da der Mann jedoch so groß und breit war, ließ sich die Beifahrertür jetzt nicht mehr schließen. Der Mann machte kein langes Federlesen und zog mit seiner großen Hand den Türknauf fest an sich heran. Farhad quetschte und wurstelte sich wieder zu seinem Lenkrad, war aber nur eingeschränkt fahrfähig, da seine linke Schulter gegen die Fahrertüre gedrückt wurde.

Mir standen die Schweißperlen auf der Stirn und das Herz schlug mir bis zum Hals. Das war zu viel für mich. »Halt«, rief ich. »Das geht doch nicht. Wir können doch nicht mit halb geöffneter Tür bis Teheran fahren. Das ist viel zu gefährlich.« Ohne weiter darüber nachzudenken, hatte ich den verrückten Farhad an seiner empfindlichsten Stelle getroffen. Aber hier hatte einfach mein Selbsterhaltungstrieb über meine Höflichkeit gesiegt. Kritik an seinem Fahrstil vertrug Farhad jedoch nicht im Geringsten.

»Wenn es Ihnen nicht passt, dann steigen Sie doch aus. Los raus mit ihnen, sofort!«

Er funkelte mich böse an. Die anderen Fahrgäste schwiegen.

Ich glaubte nicht richtig gehört zu haben. Er warf mich einfach auf die Straße, kilometerweit entfernt vom nächsten Ort. Das konnte er doch nicht machen, nicht bei diesem Wetter. Aber Farhad konnte. Ohne mit der Wimper zu zucken, ließ er mich auf der Straße zwischen dem kleinen Dorf und Teheran stehen. Was sollte ich jetzt machen? Weit und breit war kein Auto zu sehen, denn keiner wagte sich bei dem schlechten Wetter auf die Straße. Mir blieb also nichts anderes übrig, als wieder den Rückweg in die Klinik anzutreten. Ich stapfte einsam und müde vier Kilometer zurück durch den kniehohen Schnee. Einige Stunden später kam ich in der Klinik an. Die Mitarbeiter waren erstaunt, mich wieder zu sehen. Als ich ihnen die Geschichte erzählte, bogen sie sich vor Lachen: »Das ist typisch für den verrückten Farhad«, meinten sie.

Schließlich bestellte ich mir ein teures Funktaxi. Es holte mich ab, als die Straßen weniger Schnee hatten, und lieferte mich sicher in Teheran ab. Das war wirklich das letzte Mal, dass ich mit dem verrückten Farhad mitgefahren bin.

Der wütende Beamte

Eines Nachts klopfte jemand wild an die Kliniktür. Vorsichtig öffnete ich, während die Krankenschwester mit hocherhobenem Knüppel hinter mir stand. Zwei verzweifelt dreinblickende Männer standen vor der Tür, die eine etwa sechzig Jahre alte Frau stützten. Die Frau stand gekrümmt vor mir und atmete wie eine alte Lokomotive. Gemeinsam legten wir sie auf die Untersuchungsliege, die von meinem Körper noch warm war. Die Frau litt unter Atemnot und hatte blaue Lippen. Ich maß Puls und Blutdruck. Die beiden Söhne erzählten mir, dass ihre Mutter schon öfter Herzprobleme gehabt hatte, deshalb nahm ich an, dass sie eine Herzattacke hatte.

Während ich die Frau untersuchte, klopfte es wieder an der Türe. Die Krankenschwester, Frau Khater, öffnete und ein Mann mit seiner kleinen Tochter trat ein. Frau Khater bat ihn höflich, er möge sich noch ein wenig gedulden, da ich gerade eine Patientin mit einer Herzattacke behandelte.

Währenddessen lief ich im Raum hin und her und versuchte, die Patientin notdürftig zu versorgen. Ich gab ihr Medikamente aus meiner Notfalltasche, die ich immer am Gürtel meines Mantels befestigt hatte, und versuchte, Herz und Kreislauf zu stabilisieren.

Zuerst schaute der Mann mir eine Weile zu, dann wurde er ungeduldig: »Ich verlange von Ihnen, dass Sie meine Tochter sofort untersuchen«, sagte er in gebieterischem Ton, während ich noch alle Hände voll zu tun hatte mit der Frau.

Ich blickte von der Patientin hoch und sagte: »Bitte warten Sie noch einen Moment, ich habe hier eine Notfallpatientin. Ich bin gleich fertig.«

»Nein«, sagte der Mann wütend, »ich will, dass Sie meine Tochter sofort behandeln.«

Ich schaute auf und erkannte an der Kleidung und an dem Bartwuchs des Mannes, dass er ein wichtiges Amt innehaben musste. Die kleine Tochter, die er an der Hand mit sich führte, trug einen Tschador. Sie dürfte etwa neun Jahre alt gewesen sein. Für ein so kleines Mädchen ist es sehr ungewöhnlich einen Tschador zu tragen. Ich nahm an, dass er und seine Familie sehr gläubig waren und dass er irgendwo in der Regierung oder der Verwaltung arbeitete.

Ohne meine Tätigkeit zu unterbrechen, fragte ich ihn:

»Was hat Ihre Tochter?«

»Sie hat Bauchschmerzen«, sagte er barsch.

»Seit wann hat sie diese Bauchschmerzen denn?«, fragte ich ihn.

»Seit einigen Wochen. Jetzt tun Sie gefälligst etwas dagegen«, befahl er mir.

»Was? Seit einigen Wochen hat sie bereits die Bauchschmerzen? Und da kommen Sie jetzt erst, mitten in der Nacht? Ihre Tochter ist doch überhaupt kein Notfall.«

»Ich konnte nicht früher kommen«, sagte der Mann. »Ich musste arbeiten.«

»Dann hätte Ihre Frau mit der Kleinen herkommen können.«

»Was fällt Ihnen eigentlich ein, so mit mir zu sprechen! Behandeln Sie jetzt endlich meine Tochter«, verlangte der Mann. Ich ahnte bereits, dass ich den Mann mit meiner Bemerkung, dass seine Frau mit der kleinen Tochter hätte herkommen können, gereizt hatte. So gläubige Männer, wie dieser Mann einer zu sein schien, ließen ihre Frau nicht allein auf die Straße.

»Warten Sie noch ein paar Minuten, bis ich die Frau transportfähig gemacht habe. Sie ist ein echter Notfall.« Dabei lief ich im Raum hin und her, um die Medikamente zu dosieren und dem Ambulanzfahrer Bescheid zu geben, dass er sich bereithalten soll, um die Frau nach Teheran zu transportieren. Als ich fertig war und der Ambulanzfahrer mit der Frau losgefahren war, wollte ich mich der kleinen Bauchwehpatientin widmen. Aber Vater und Tochter waren verschwunden, ohne dass ich es bemerkt hatte. Frau Khater sagte mir, er sei mit seiner Tochter an der Hand wutentbrannt davongeeilt. Das Verhalten des Mannes blieb mir ein Rätsel. Aber ich maß dem Vorfall keine Bedeutung bei und vergaß den Mann wieder. Ich befand mich jedoch im Irrtum zu glauben, der Vorfall habe keine Bedeutung.

Bereits zwei Tage später erhielt ich ein amtliches Schreiben: Es war ein Beschwerdeschreiben des Mannes, dessen bauchschmerzengeplagte Tochter ich nicht sofort behandelt hatte. In dem Schreiben beschwerte er sich über mich, dass ich mich geweigert hätte, seine Tochter zu behandeln. Außerdem warf er mir vor, dass ich gegen die Regierung opponieren und das Volk aufhetzen würde. Das Schreiben war auch ans Gericht gegangen und ich bekam eine Abmahnung. Ich war sehr wütend darüber, denn ich hatte weder das Volk aufgehetzt noch gegen die Regierung opponiert. Der Mann hatte gelogen, damit ich diese Abmahnung bekam. Das ärgerte mich sehr, aber Sohrab meinte, ich sollte die Sache auf sich beruhen lassen, um nicht noch mehr Ärger zu bekommen. Schweren Herzens schwieg ich zu diesen Anschuldigungen. Mehr geschah erst einmal nicht. Im Nachhinein stellte sich heraus, dass der Mann ein hoher städtischer Beamter war. Seine Wut darüber, dass ich mich seinem Befehl widersetzte, hatte er in dem Schreiben unverhohlen zum Ausdruck gebracht. Es wäre wohl bei der Abmahnung und einer Vorladung bei Gericht geblieben, die geringe Konsequenzen für mich gehabt hätte, wenn ich nicht einige Wochen später in einen weiteren Vorfall verwickelt gewesen wäre.

Der Eklat

Es war Juni geworden und wir hatten herrliches Wetter. Im Garten der Klinik roch es nach Sommer, nach blühenden Blumen und die Luft war angenehm warm. Die Angestellten unserer Klinik waren schon seit Tagen sehr aufgeregt, denn es sollte ein großes Fest stattfinden und wir steckten alle in den Vorbereitungen dafür. Unser Klinikverwalter sollte durch einen neuen Verwalter abgelöst werden. Es hatte schon immer der Verdacht bestanden, dass der alte Verwalter korrupt war. Er sollte abgelöst und an eine höhere Stelle gelobt werden. Zu diesem Zweck sollte ein Beamter vom Gesundheitsministerium mit seinem Mitarbeiterstab aus Teheran kommen. Er würde den früheren Verwalter verabschieden und den neuen in seinem Amt begrüßen.

Von der Putzfrau über die Praktikanten, Ärzte, Ambulanzfahrer bis zum Verwaltungsleiter waren alle anwesend, als der Beamte mit seinen Mitarbeitern eintraf. Im Garten der Klinik, gleich neben dem leeren Pool, war eine lange Tafel festlich gedeckt worden. Weiße Tischdecken mit weißen Servietten, Blumenschmuck auf dem Tisch und der Geruch von feinstem gebratenem Fleisch lag in der Luft. Alle geladenen Gäste kamen festlich gekleidet und freuten sich bereits auf das gute Essen. Das Büffet war reichlich beladen und ließ uns das Wasser im Mund zusammenlaufen. Es gab Reis und Früchte, Kebab mit verschiedenen Fleischsorten und Hähnchenkebab, eine Delikatesse im Iran und ein Luxus, den sich nicht jeder leisten konnte. Unser Ambulanzfahrer, der auch sonst immer in unserer provisorisch eingerichteten Küche im Garten kochte, briet ein Barbecue. Die Gäste waren in Festtagsstimmung und gut gelaunt.

Schließlich saßen wir alle an der Festtafel. Der Beamte des Gesundheitsministeriums stand von seinem Stuhl auf und hielt eine lange Lobesrede über den alten Klinikverwalter und über dessen wertvolle Verdienste, die man nur sehr ungern entbehre. Alles Lüge, alles Lüge, dachte ich. Jeder wusste zwischenzeitlich, dass der Verwalter Geld unterschlagen und auch das Geschirr gestohlen hatte, das eigentlich für unsere Küche bestimmt war. Aber ich machte gute Miene zum bösen Spiel und hoffte, dass der neue Verwalter besser war als der alte. Als der Beamte seine Rede beendet hatte, klatschten alle Beifall. Danach begrüßte der Beamte den neuen Klinikverwalter und wünschte ihm viel Glück in seinem neuen Amt. Wohin ich auch blickte, ich sah in strahlende Gesichter, die in Feierlaune waren. Auf der Wiese stand unser Ambulanzfahrer, Herr Gholami, und beaufsichtigte zufrieden das Barbecue, das inzwischen einen deftigen Geruch verbreitete. Es war eine friedliche Idylle.

Als schließlich alle offiziellen Reden gehalten waren, hob ich den Finger. Der Beamte strahlte mich an und fragte, was es denn gebe. Ich konnte seinem Gesicht ansehen, dass er glaubte, dass auch ich noch einige lobende Worte anfügen wollte.

»Darf ich auch noch etwas sagen?«

»Aber, ja, selbstverständlich«, sagte er und erteilte mir mit einer generösen Geste und einem breiten Lächeln huldvoll das Wort.

»Ich wollte fragen, wann sich die Zustände in dieser Klinik endlich zum Besseren wenden? Uns fehlen viele Medikamente und Instrumente, um die Patienten ausreichend versorgen zu können?«

Es wurde totenstill um mich herum. Man hätte eine Stecknadel fallen hören können. Aber ich nahm es überhaupt nicht wahr. Nachdem mir erst einmal das Wort erteilt worden war, war ich nicht mehr zu bremsen. Aus mir sprudelte alles heraus, was sich die letzten fünfzehn Monate angestaut hatte.

»Uns fehlt Sauerstoff, uns fehlen Spritzen und die nötigsten Medikamente. Die meisten Medikamente sind in unserer Klinikapotheke überhaupt nicht zu bekommen. Ich bin gezwungen, die Medikamente von meinem eigenen Gehalt zu kaufen. Ich habe überhaupt keinen Handlungsspielraum. Ich fühle mich wie eine Marionette mit einem Doktortitel.«

Während ich sprach, blickte ich in das Gesicht des Beamten. Dessen Farbe wechselte von Weiß in tiefes dunkles Rot. Seine braunen Augen funkelten mich böse an. Plötzlich stand er auf, stieß seinen Stuhl wütend von sich und ging mit großen Schritten, gefolgt von seinen Mitarbeitern, auf sein Dienstfahrzeug zu. Wir anderen blieben erst einmal sitzen. Aber ich wusste, das Fest war aus. Und das war meine Schuld. So etwas hatte ich nicht gewollt. Trotzdem fühlte ich mich im Recht.

Ich bin doch noch gar nicht fertig mit meiner Rede, dachte ich. Ich hatte nicht annähernd alle Missstände zur Sprache gebracht. Trotzdem fühlte ich mich ein wenig erleichtert, dass ich zumindest einiges einmal offen hatte aussprechen können.

Ein Mitarbeiter des Beamten kam auf mich zu, nachdem er seinen Chef zum Wagen begleitet hatte: »Toba, was haben Sie da angerichtet?«

»Warum denn? Ich habe doch nur die Wahrheit gesagt. Die Leute müssen unnötig leiden, weil wir keine Medikamente haben, obwohl man sie kaufen könnte. Ich frage mich schon seit langem, wo das ganze Geld landet, das eigentlich für unsere Patienten gedacht ist!«

»Aber Toba, warum haben Sie mir das nicht nach dem Fest unter vier Augen gesagt. Dann hätte ich etwas veranlassen können, damit sich die Zustände bessern. Aber Sie mussten gleich wie ein Elefant in den Porzellanladen hineintrampeln. Das war nicht gut.« Der Mitarbeiter schüttelte den Kopf.

Ja, ja, alles nur leeres Gerede. Du hättest auch nichts dagegen gemacht. So viel Macht hast du ja gar nicht, dachte ich verbittert. Auf einmal bekam ich ein schlechtes Gewissen. Hatte ich falsch gehandelt? Aber ich hatte doch nur die Wahrheit gesagt. Das Argument des Ministeriummitarbeiters leuchtete mir allerdings ein. Vielleicht wäre es tatsächlich diplomatischer gewesen, ihm alles unter vier Augen zu erzählen, anstatt den anderen die Feststimmung zu vermiesen. Nun war es zu spät. Der Beamte des Gesundheitsministeriums hatte sich in seinem Dienstwagen wieder nach Teheran fahren lassen. Das Fest war aus. Von dem guten Essen rührte niemand mehr etwas an. Ich hatte allen den Appetit verdorben. Das tat mir wirklich Leid.

Nachdem der Beamte mit seinem gesamten Mitarbeiterstab gefahren war, kam der alte Klinikleiter auf mich zu und sagte mit einem fiesen Lächeln im Gesicht: »Toba, das wird noch Folgen für Sie haben. Damit kommen Sie nicht durch.«

Ich ließ ihn stehen, aber ich konnte seinen Blick in meinem Rücken förmlich spüren. Und er verhieß nichts Gutes.

Dagegen kamen alle Klinikmitarbeiter nacheinander zu mir und meinten: »Das haben Sie gut gemacht.«

»Klasse, irgendjemand musste denen da oben in ihrem Ministerium ja mal Bescheid geben, wie es hier zugeht.«

»Jawohl, Toba, ich bewundere deinen Mut. Das hätte niemand sonst fertig gebracht, was du gemacht hast.«

»Da geht den Bossen aber die Galle hoch. Sollen sie doch. Die glauben wohl, wir sind blöd und wüssten nicht, was gespielt wird. Die bereichern sich doch alle am Geld anderer. Und wenn man ihnen mal ihre Sünden vorhält, dann verschwinden sie und sind beleidigt.«

Sie feierten mich als die Heldin des Tages. Alle waren sich einig, dass ich richtig gehandelt hatte und dass ich noch viel zu milde gewesen sei.

»Toba, Toba, was hast du nun schon wieder angestellt?«, fragte mein Mann mich am Abend entsetzt, als ich ihm die ganze Geschichte erzählt hatte.

»Warum konntest du denn nicht den Mund halten, so wie

andere Frauen das auch tun? Aber nein, meine Frau muss wieder irgendwelche Missstände kritisieren.«

Mittlerweile fühlte ich mich nicht mehr so heldenhaft. Ich hatte ein schlechtes Gewissen. Mein Mann warf mir, wie auch der Ministeriummitarbeiter, vor, dass ich undiplomatisch gewesen sei. Das machte mir zu schaffen. Vor allem dachte ich über die Folgen nach, denn mir war klar geworden, dass ich nicht ungeschoren davonkommen würde.

Lange brauchte ich mir nicht den Kopf darüber zu zerbrechen, was geschehen würde. Als erste Folge meiner Handlung kündigte mir die Klinikverwaltung. Ich musste meinen Dienst mit sofortiger Wirkung quittieren.

Der Beamte des Gesundheitsministeriums hatte dafür gesorgt, dass ich mich vor Gericht wegen Landesverrats und feindlicher Äußerungen gegen die Regierung und den Staat verantworten musste. Außerdem würde ich das Volk aufhetzen. Einige Tage später bekam ich eine Vorladung vom Gericht. Ich fühlte mich wie ein Häufchen Elend, denn mir war klar, dass ich die Vorwürfe des Beamten nur schwer entkräften konnte. Einem hohen Beamten würde das Gericht mehr glauben als mir, davon war ich überzeugt.

Gleichzeitig aber überkam mich ohnmächtige Wut über die erlogenen Anschuldigungen des Beamten. Ich hatte überhaupt nichts Feindliches gegen die Regierung gesagt. Wie sollte ich die Behauptung des Beamten je entkräften? Ich fühlte mich völlig hilflos.

Es begannen zwei sehr harte Monate für mich und meinen Mann, in denen ich mehrmals bei Gericht vorstellig werden musste. Sohrab begleitete mich jedes Mal, wahrscheinlich schon allein deshalb, damit ich nicht wieder etwas sagte, was mich noch tiefer in den ganzen Schlamassel hineinziehen würde. Ich musste dem Richter berichten, was sich auf dem Fest zugetragen hatte. Ich erzähle ihm alles genauso, wie es geschehen war.

»Sie sehen also«, beendete ich meinen Bericht, »ich habe mich nicht des Landesverrates schuldig gemacht oder mich negativ gegen die Regierung geäußert. Ich wollte nur meine Arbeit korrekt machen.«

»Das mag schon sein«, sagte der Richter, »aber ich habe zwei Anzeigen gegen Sie vorliegen, und die lassen sich nicht so einfach unter den Teppich kehren, zumal beide Anzeigen die gleichen Vorwürfe gegen sie erheben.«

»Ich habe nur auf Missstände aufmerksam gemacht. Mir geht es nur darum, meine Patienten ordentlich zu behandeln. Über Politik habe ich in diesem Zusammenhang nicht nachgedacht«, erwiderte ich.

Der Richter nickte lange mit dem Kopf, dann sagte er: »Das mag ja sein, aber Sie müssen doch einsehen, dass Sie das nicht hätten machen dürfen?«

Ich wusste nicht, warum ich das einsehen sollte. Ich hatte mich doch nur für meine Patienten eingesetzt, damit sie bessere Möglichkeiten erhielten, im Notfall gerettet zu werden. Warum nur, so fragte ich mich, waren die Menschen so engstirnig und blind?

Mein Mann Sohrab war ebenfalls nicht tatenlos. Er ging zu den beiden Beamten, deren Anschuldigungen dem Gericht vorlagen und sprach mit ihnen. »Meine Frau hetzt das Volk nicht auf. Sie ist eine anständige Frau, die nur ihren Job richtig machen möchte. Ich bitte Sie, legen Sie ein gutes Wort für sie bei Gericht ein.«

Sohrab ließ nicht locker und suchte immer wieder das Gespräch mit den Männern.

Die Situation wurde mit der Zeit unerträglich für mich. Seit mir die Klinik gekündigt hatte, war ich arbeitslos. Und seit diesen zwei Monaten ließen uns das Gericht und die beiden Beamten zappeln.

Eine Arbeitskollegin aus der Klinik kam schließlich auf eine Idee. Sie hatte ein Schreiben aufgesetzt, in dem die Kollegen bestätigen sollten, dass ich an jenem Tag nichts Feindliches gegen die Regierung oder gegen den Staat gesagt hatte. Meine Klinik-Kollegen unterschrieben bereitwillig das Schreiben und schickten es ans Gericht.

Aber das Urteil stand bereits fest. Ich sollte nach Salemabad strafversetzt werden. Als mein Mann das las, erschrak er, denn Salemabad ist ein übel beleumdetes Stadtgebiet, in das kein Mann seine Frau gerne allein gehen lässt. Salemabad ist ein Elendsviertel, in dem eine hohe Kriminalitätsrate herrscht. Um aus ihrem elenden Dasein zu entfliehen, leben dort viele Menschen von Drogen. Wer kann, meidet das Stadtgebiet. Mein Mann ging zu dem Richter, der das Urteil gegen mich erlassen hatte, und forderte Strafmilderung für mich. »Ich erlaube es nicht, dass meine Frau in diesem Stadtteil arbeitet. Ich bin ihr Mann und ich sage, wo meine Frau arbeitet. Sie wird nicht in diesem Stadtteil arbeiten, denn sie ist dort zu vielen Gefahren ausgesetzt.«

Schließlich sah der Richter dies ein und versetzte mich in den Stadteil Daraschahr.

Ich hatte eine Anfahrt von zwei Stunden. Wenn ich morgens pünktlich um acht Uhr dort sein wollte, musste ich um sechs Uhr aus dem Haus gehen. Die Klinik selbst bestand aus vier Untersuchungsräumen, einem Labor und zwei Verwaltungsräumen. Es war eine ambulante Klinik, die aber besser ausgestattet war als die Klinik auf dem Land. Die schweren Fälle, die eine stationäre Behandlung benötigten, musste ich an eine große Klinik in Teheran überweisen, denn dafür waren wir in Daraschahr nicht eingerichtet.

Das Elend, das ich dort sah, war fürchterlich. Die Klinik war hoffnungslos überfordert mit dem Ansturm von Patienten. Es saßen fast ausschließlich Mütter mit ihren Kindern im Wartezimmer. Meistens litten die Kinder an Unterernährung.

»Wissen Sie Frau Doktor, mein Mann ist süchtig«, war die gängigste Antwort, die ich bekam, wenn ich nach dem Grund der Unterernährung fragte. Das ganze Geld ging für die Sucht der Väter drauf.

Ich erinnere mich noch an zwei Lehrerinnen, die mit einem kleinen, etwa neunjährigen Mädchen kamen. Die Kleine fühlte sich nicht wohl und war blass und schwach. Ich untersuchte sie. Als sie ihren Rücken freimachte, war ich starr vor Entsetzen. Ihr kleiner Rücken war übersät von tiefen blutigen Striemen. Die Verletzungen reichten bis zu den Beinen hinunter.

»Wie ist das geschehen?«, fragte ich das Mädchen.

»Mein Vater hat das gemacht.«

»Um Gottes Willen, warum denn nur?«, fragte ich sie entsetzt. Ich konnte mir nicht vorstellen, was das Mädchen, das sowieso viel zu schwach war, um gerade zu stehen, so Fürchterliches gemacht haben könnte, das diese harte Strafe rechtfertigen würde.

»Ich hatte Hunger und habe mir bei meiner Freundin zwölf Toman geliehen. Dafür kaufte ich mir Brot. Am nächsten Tag kam die Mutter meiner Freundin und forderte das Geld von meinen Eltern zurück. Mein Vater fiel aus allen Wolken, als er hörte, dass ich mir Geld geliehen hatte. Wir konnten der Mutter das Geld nicht zurückzahlen, denn meine Eltern hatten keinen Toman mehr. Mein Vater wurde wütend, weil wir nun auch noch Schulden bei den Nachbarn hatten und dafür schlug er mich mit einer Ledergerte.«

Die beiden Lehrerinnen schauten mich betreten an.

»Wir haben viele Schüler, die hungrig sind. Manchmal sind sie so schwach, dass sie dem Unterricht nicht mehr folgen können. Sie liegen oft nur da und dösen vor sich hin«, gestand mir eine der Lehrerinnen. Ich war entsetzt, dass ein Vater seine Tochter für zwölf Toman, das entspricht etwa einem Cent, so zurichten konnte.

Manche Schulen versuchten gegen die Unterernährung Abhilfe zu schaffen, indem sie sporadisch Essen verteilten, wenn sie einmal Geld zur Verfügung hatten, um Nahrung zu kaufen. Aber die Regel war, dass die meisten Schüler mit leeren Mägen zur Schule gingen und apathisch in ihren Stühlen hingen.

Nach zwei Monaten musste ich wieder vor Gericht erscheinen. »Sehen Sie ein, dass Sie einen Fehler gemacht haben?«, fragte mich der Richter. Ich wollte es nicht einsehen, denn ich wusste ja, dass ich nichts Strafbares gemacht hatte. Mein Mann wusste es ebenfalls und der Richter auch. Das alles war eine reine Farce, deren Opfer ich war.

Ich sollte auf einem Blatt Papier bestätigen, dass ich gegen die Regierung opponiert hatte. Außerdem sollte ich versprechen, dass ich dies nie wieder tun würde und dass mir dies alles sehr Leid täte und ich einsehen würde, dass ich einen Fehler gemacht hatte.

»Unterschreiben Sie hier und die Sache ist erledigt«, sagte der Richter. Ich war wütend und konnte nicht zum Bleistift greifen, denn ich würde eine Lüge unterzeichnen.

»Du musst, Toba, damit deine Strafversetzung nicht so hart ausfällt. Bitte, bitte, tu es, damit wir endlich wieder Ruhe haben«, bat mich mein Mann inständig.

Um meine Strafe abzumildern, trat ich den Weg nach Canossa an. Ich ging zum Gesundheitsminister, um mich bei ihm zu entschuldigen.

Der Beamte des Gesundheitsministeriums sagte: »Sie sind noch jung. Seien Sie nicht wieder so dumm. Sie müssen lernen, dass man nicht alles einfach so daherplappern kann.«

Er zeigte mir das Schreiben, das meine Kollegin für mich vorbereitet hatte: »Hier ist ein Schreiben«, sagte er zu mir, »es beweist, dass Sie unschuldig sind. Alle Klinikmitarbeiter haben bestätigt, dass Sie nichts Staatsfeindliches gesagt haben.«

Der Beamte lächelte, ging langsam zu seinem Schreibtisch

und zog aus einer Schublade ein weiteres Schreiben hervor. »Ich habe aber noch ein Schreiben. Alle Klinikmitarbeiter haben unterschrieben. Es beweist, dass Sie doch etwas Staatsfeindliches gesagt haben.« Er lächelte zufrieden, als er mir den Wisch unter die Nase hielt. Tatsächlich, dort stand es schwarz auf weiß. Alle Kollegen, die auf dem ersten Schreiben bestätigt hatten, dass ich unschuldig war, hatten dem Beamten auf diesem Schreiben bestätigt, dass ich schuldig war. Außerdem hatten sie ausgesagt, dass ich sie zu der Aussage in dem ersten Schreiben gezwungen hätte. Ich verstand die Welt nicht mehr. Warum hatten meine Kollegen das getan? Wie konnten sie nur eine Lüge unterzeichnen? Ich war sehr enttäuscht. War ich einfach zu naiv gewesen?

»Sie sehen also«, sagte der Beamte, »man kann keinem Menschen trauen. Jetzt haben Sie etwas für Ihr Leben gelernt«, sagte er in väterlichem Ton, so als ob er einem kleinen Kind eine Lehre erteilt hätte.

Ich fühlte mich, als hätte ich gerade einen Eimer eiskaltes Wasser über den Kopf geschüttet bekommen. Meine Kollegen hatten mich verraten. Hatte keiner den Mut gehabt, seine Unterschrift zu verweigern? Diese Erkenntnis traf mich hart. Ich hätte nie gedacht, dass meine Mitmenschen so verlogen sein konnten.

Mir blieb nichts anderes übrig, als mich bei dem Beamten zu entschuldigen. Ich tat es nicht gerne, aber ich sah ein, dass ich den Kampf verloren hatte.

Der Beamte versprach mir im Gegenzug dafür, ein gutes Wort bei Gericht für mich einzulegen.

Verlogener Mistkerl, dachte ich und ging.

Ich musste einige Tage später wieder vor Gericht und der Richter drängte: »Unterschreiben Sie endlich, dass Sie gegen den Staat opponiert haben und ich werde das Urteil gegen Sie abmildern.«

»Aber ich bin unschuldig«, protestierte ich ein letztes Mal.

»Wie ich Ihnen schon sagte, das kann ja sein, aber ich habe von zwei hohen Beamten die Aussagen, die sich nicht so leicht unter den Teppich kehren lassen.«

»Jetzt unterschreibe endlich«, drängelte mein Mann, der mich begleitet hatte.

Ich war sprachlos vor Wut. Ich hatte mich für meine Patienten eingesetzt und sollte dafür bestraft werden. Alles in mir rebellierte gegen diese Willkür. Ich biss die Zähne so fest aufeinander, dass ich sie knirschen hören konnte. Mir wurde bewusst, dass ich in diesem Staat keine Gerechtigkeit erfahren würde. Ich fühlte mich verraten.

Meine Wangen brannten vor Scham. Ich unterschrieb mit einer enormen Wut im Bauch.

Die Klinik auf dem Friedhof

Ich begann also meinen Dienst in einem kleinen Ort außerhalb Teherans. Als ich das erste Mal dort ankam, dachte ich, ich träume. Das winzig kleine Klinikgebäude stand auf einem Friedhof.

Wenn in Persien jemand stirbt, dann wird er auf einem Friedhof beerdigt und das Grab wird mit einer Grabplatte aus Stein geschlossen. Die Grabsteine stehen also nicht senkrecht hinter dem eigentlichen Grab, wie es auf europäischen Friedhöfen üblich ist, sondern sie liegen auf dem Grab obenauf.

Auf diesem Friedhof lagen dicht an dicht hunderte solcher Grabsteine und mitten darauf stand ein winzig kleines Klinikgebäude, das nur aus einem kleinen Raum und einer Toilette bestand. In dem Raum standen lediglich zwei Schreibtische. Er befand sich – so makaber es klingen mag – genau über einem Grabstein, der auf dem Boden lag. Als man dieses kleine windige Ambulanzzimmer aufgebaut hatte, hatte man am Boden gespart. So stand ich auf den nackten Gräbern. Ich durfte mir gar nicht bewusst machen, worauf ich jeden Tag herumlief, sonst hätte ich wahrscheinlich während einer Behandlung meine Patienten sitzen gelassen und hätte diese Stätte des Grauens fluchtartig verlassen. Das ist mit Sicherheit kein Ort, an dem Kranke gesund werden, dachte ich, als ich die »Friedhofsklinik« das erste Mal betrat. Ich war schockiert über die Zustände, die dort herrschten. Ich fühlte mich wie in einem Alptraum. Ich biss die Zähne zusammen und nahm meine Arbeit auf.

Schon allein die Fahrt dorthin glich einer Odyssee, die mir viel Geduld abverlangte. Für eine Fahrstrecke benötigte ich zwei Stunden. Ich musste morgens um sechs Uhr losfahren, damit ich um acht Uhr in der »Friedhofsklinik« meinen Dienst beginnen konnte. Ich konnte in dieser engen Einzimmerambulanz niemanden untersuchen, denn es gab keine Untersuchungsliege. Meine ganze Arbeit bestand darin, mir die Beschwerden der Patienten anzuhören und dann meine Diagnose zu stellen. Für wirklich ernste Krankheiten musste ich die Patienten in eine große Teheraner Klinik schicken. Die Arbeit befriedigte mich nicht. Mir war klar, dass das auch die Absicht der Männer gewesen war, als sie mich in die »Friedhofsklinik« strafversetzten.

Während die Arbeit dort für mich eine Strafe war, hatte ich eine Kollegin, die freiwillig dort arbeitete. Sie wohnte nur zehn Minuten von der Klinik entfernt, und das war sehr praktisch für sie, denn sie hatte ein kleines Kind zu versorgen. An manchem Tag blieb sie nicht länger als zwei oder drei Stunden. Wenn sie sah, dass keine Patienten kamen, ging sie gleich wieder nach Hause. Sie war bei allem sehr cool und ich hatte den Eindruck, dass sie nicht sehr viel Interesse an ihrem Beruf hatte. So blieb ich die meiste Zeit allein auf dem Friedhof.

Zu allem Überfluss stand gleich hinter dem Friedhof eine Moschee. Jeden Tag klangen die traurigen rituellen Gesänge eines religiösen Sängers herüber. Um alle Gläubigen mit seinen Gesängen zu erreichen, hatte sich dieser nämlich ein Megaphon zugelegt. Wenn er seinen ohrenbetäubenden Singsang begann, konnte ich mein eigenes Wort nicht verstehen. Die Verständigung zwischen meinen Patienten und mir artete deshalb oft zur Schreierei aus.

Eines Tages stapfte der alte Verwaltungsleiter aus der Dorf-Klinik über den Friedhof.

Er klopfte an meine Tür und steckte seinen Kopf herein.

Mir war inzwischen bewusst geworden, dass er mich eineinhalb Jahre lang nur provoziert hatte und ich ihm in die Falle gegangen war. Deshalb stand ich jetzt auch auf einem Grabstein und behandelte Patienten. Ich wollte ihn nicht sehen, aber ich konnte ihm nicht ausweichen. Er kam auf mich zu, ein breites, zufriedenes Lächeln auf den Lippen: »Na Frau Doktor, wie gefällt es Ihnen hier?«

Ich sagte gar nichts. In meinem Kopf hämmert es immerzu: Lass dich nicht provozieren, lass dich nicht provozieren. Aber ich spürte, wie sich mein Magen zusammenkrampfte vor Wut.

Als er merkte, dass ich nicht bereit war, mit ihm zu reden, verabschiedete er sich mit den Worten: »Na, dann fröhliches Schaffen.« Die Schadenfreude triefte förmlich aus seinen Worten. Ich unterdrückte meine Wut und ging zur Tagesordnung über.

Ein halbes Jahr harrte ich in der »Friedhofsklinik« aus, dann waren die zwei Jahre Ausbildung zur praktischen Ärztin vorüber.

Ich war froh, dass ich die Horrorklinik hinter mir lassen konnte. »Jetzt kann es nur noch besser werden«, dachte ich und freute mich auf die Zukunft.

Überbrückungszeit

Ich wusste von Anfang an, dass ich Kinderärztin werden wollte, denn ich liebe Kinder über alles. Die Facharztausbildung zur Kinderärztin dauert drei Jahre. Nach meiner Arbeit in der »Friedhofsklinik« fasste ich wieder Mut und wollte unbedingt gleich mit meiner neuen Aufgabe beginnen. Aber ich musste noch einen Monat warten, bis es endlich los ging.

Um die Zeit zu überbrücken und um ein wenig Geld zu verdienen, suchte ich kurzfristig einen Job. Der Beamte des Gesundheitsministeriums – der mir mit seiner Lüge so viele Schwierigkeiten bereitet hatte – kam auf mich zu und fragte mich freundlich, ob ich nicht Lust hätte, an einem Projekt mitzuarbeiten. Ich sagte freudig zu, zumal ich den Eindruck hatte, dass er seine Lügen ein wenig bereute und etwas an mir gut machen wollte.

Das statistische Projekt sollte einen Monat dauern und lief unter dem Thema: »Wie viele medizinische Leistungen benötigen die städtischen Beamten und Angestellten?« Hierfür wurden uns Räumlichkeiten in einem städtischen Klinikum zur Verfügung gestellt. Es wurden alle städtischen Beamten und Angestellten und deren Familien befragt. Sie mussten Fragebögen ausfüllen und ich nahm ihnen Blut ab und maß den Puls. Ich untersuchte die Leute von Kopf bis Fuß, tastete den Bauch ab, hörte die Lunge und das Herz ab und testete die Reflexe. Die Familien wurden mit einem teuren Funktaxi abgeholt und zu uns gebracht. Außerdem wurden sie mit einem sehr guten Frühstück empfangen. In der ersten Woche lief noch alles bestens. Doch bereits in der zweiten Woche bemerkte ich, dass die Angehörigen nicht mehr mit den teuren Funktaxis abgeholt wurden, sondern mit den billigen orange-farbigen Taxis. Auch das Frühstück büßte an Qualität ein. In der dritten und vierten Woche gab es nur noch Tee in einem Plastikbecher.

Ich ahnte schon, dass wieder einmal irgendjemand das zur Verfügung gestellte Geld in seine eigene Tasche gewirtschaftet hatte und deshalb kein Geld mehr für Taxi und Frühstück da war.

Nach vier Wochen bekam ich mein Gehalt ausgezahlt. Als ich es nachzählte, stellte ich fest, dass ich nur für drei statt für vier Wochen bezahlt worden war. Ich ging zur zuständigen Behörde und beschwerte mich: »Ich habe vier Wochen gearbeitet und bekomme das Gehalt nur für drei Wochen. Das ist nicht in Ordnung.«

»Oh doch«, sagte mir der Beamte. »Sie haben nur drei Wochen gearbeitet.«

»Nein«, erwiderte ich hartnäckig, »ich habe vier Wochen gearbeitet.«

Der Beamte schaute mich scharf an und wiederholte mit Nachdruck, jedes einzelne Wort betonend: »Sie haben nur drei Wochen gearbeitet. Alle haben nur drei Wochen gearbeitet.«

Ich wusste, dass er Unrecht hatte, aber mir war klar, dass ich das Geld nicht bekommen würde, weil sich irgendeiner die Lohngelder unter den Nagel gerissen hatte.

Ich gab nach und bestand nicht auf Auszahlung des vollen Lohnes. Ich fragte meine Kollegen, wie viel Lohn sie bekommen hatten. Sie bestätigten mir, dass sie alle nur Lohn für drei Wochen erhalten hatten. Keiner hatte sich dagegen gewehrt. Ich ließ die Sache auf sich beruhen, schließlich hatte ich gerade eben erst eine Menge Ärger hinter mir.

Die Facharztausbildung

Und dann konnte ich meine Facharztausbildung beginnen. Wir waren fünf Frauen und zwei Männer in der Ausbildung. In Teheran gibt es vier große Kinderkliniken. Ich kam in die zweitgrößte Klinik. Es war herrlich, endlich einmal nicht mehr ganz so sparsam mit Medikamenten und Instrumenten versorgt zu sein. Trotzdem spürte ich auch hier immer wieder größere und kleinere Mängel, mit denen wir leben mussten. Vor allem für unsere kleinen Patienten war es sehr schwierig, denn wir hatten nicht immer alle Hilfsmittel für sie zur Verfügung, um ihnen ihr ohnehin schon schweres Leben ein wenig erleichtern zu können.

Zu Beginn der Ausbildung hatte ich sehr lange Arbeitszeiten. Ich musste vierzehn Tage lang fast durchgehend arbeiten. Ich hatte in dieser Zeit vierundzwanzig Stunden Dienst am Stück, den ich mir mit einer Kollegin teilte. So war ich nach einem solchen Dienst immer nur einen Nachmittag und eine Nacht zu Hause. Meinem kleinen Sohn gegenüber hatte ich ein schlechtes Gewissen. Er war damals sechs Jahre alt und ich spürte, dass er mich noch sehr brauchte. Meine Mutter hatte sich zwar bereit erklärt, auf ihn aufzupassen, aber er vermisste mich sehr. Um ihn ein wenig zu beruhigen, versprach ich ihm, dass ich ihn jeden Tag anrufen würde. Das erschien dem Kleinen aber zu wenig und so verfiel er auf einen Trick. Immer wenn ich ihn anrief, sprachen wir eine Weile miteinander und am Ende unseres Telefonats sagte er jedes Mal: »Bitte Mami, ruf mich in zwei Stunden noch einmal an, dann habe ich dir etwas sehr Wichtiges zu erzählen.«

»Ja«, sagte ich, »ich verspreche es dir. Ich rufe dich in zwei Stunden wieder an.«

Wenn ich ihn dann wieder anrief, hatte er mir nichts Wichtiges zu erzählen. Ihm kam es nur darauf an, dass er meine Stimme hörte.

Ich durchschaute seine Taktik natürlich, aber ich spielte mit, da ich ihm dadurch ein wenig Sicherheit und Nähe bieten konnte.

Ich war in dieser Zeit sehr nachsichtig mit ihm, denn ich wollte die verlorene Zeit wieder gutmachen. Trotz der langen Arbeitszeiten hatte ich ein sehr gutes Verhältnis zu meinem Sohn, weswegen mein Schwager mich immer wieder aufzog: »Dein Sohn atmet doch sowieso nur, wenn du es erlaubst.« Das war natürlich eine überspitzte Beschreibung der Situation. Aber tatsächlich wartete mein Sohn jeden Tag sehnsüchtig auf mich und ich nahm mir, wenn ich zu Hause war, sehr viel Zeit für ihn, um mein langes Wegbleiben wieder gutzumachen.

Während meiner Ausbildung durchlief ich alle Abteilungen. Ich wechselte die Abteilung alle drei bis vier Monate.

Meine schönste Zeit verbrachte ich in der Neugeborenen-Abteilung. Jeder Arzt hatte einen eigenen Inkubator. Wenn ein Baby zu früh zur Welt kam und es in den Inkubator musste, so war immer nur ein Arzt für dieses Baby verantwortlich. Ich liebte alle »meine« kleinen Babys, die in meinem Inkubator waren, als wären sie meine eigenen. Ich konnte mich an ihnen überhaupt nicht satt sehen.

Eines Abends wollte ich nach Hause gehen, weil ich für diesen Tag kein Baby in meinem Inkubator hatte. Ich war schon in der Umkleidekabine, als mich die Krankenschwester von der Station anrief.

»Frau Doktor, bitte kommen Sie zurück. Sie haben ein Baby bekommen.«

»Was? Gerade eben hatte ich doch noch keines? Wie konnte das passieren?«

»Ja, jetzt haben Sie eben eines bekommen«, sagte die Krankenschwester ausweichend.

Ich zog mich wieder um und ging auf die Station. Tatsächlich, in meinem Inkubator lag ein kleiner, frisch geborener Säugling.

»Frau Doktor«, flüstere die Krankenschwester, »bitte, bitte, verraten Sie mich nicht. Aber der Säugling war Ihrer Kollegin zugeteilt. Weil sie nach Hause gehen wollte, hat sie das Kind einfach in Ihren Inkubator gelegt.«

Ich fand die Vorgehensweise meiner Kollegin sehr verantwortungslos, schwieg aber dazu und machte mich daran für »mein« Kind ein Akte anzulegen und es zu untersuchen. Als ich mir den kleinen Jungen näher betrachtete, war ich über dessen Anblick schockiert. Er war viel zu klein und hatte keine Haut an den Ärmchen und Beinchen. Die Adern, das rohe Fleisch und die Knochen waren sichtbar. Durch die fehlende Haut verlor sein kleiner Körper lebenswichtiges Wasser und Elektrolyte. Wenn ich den Kleinen berührte, zuckte er zusammen. Ich vermutete, dass er Schmerzen hatte. Er tat mir unendlich Leid. Gleich nach der Geburt hatte sich seine Mutter aus dem Staub gemacht. Sie kam auch nicht wieder. Der Kleine war nicht mehr zu retten. Jeden Tag wurde er weniger und weniger, bis er schließlich nach einigen Tagen starb.

Von dieser Ausnahme abgesehen, denke ich noch oft und gerne an diese Zeit zurück, denn ich empfand es jedes Mal als Wunder, wenn wieder ein Baby zur Welt kam.

Am schlimmsten empfand ich die Abteilung für Hämatologie. Dort lagen die Kinder, die Blutkrankheiten hatten. Auch hier machte sich der Mangel an Material bemerkbar. Die kleinen Patienten lagen dort alle zusammen in einem großen Raum und wenn eines der Kinder starb, so bekamen es die anderen aus nächster Nähe mit. Das machte nicht nur den Kindern schwer zu schaffen, sondern auch mir. Ich konnte es kaum ertragen, mit ansehen zu müssen, wie die Kinder mit den Sterbenden litten und wie sie ihre Leidensgenossen vermissten.

An den großen Kinderschlafsaal schloss sich ein kleines Nebenzimmer an, vor dem sich alle Kinder fürchteten. Immer wenn in dem kleinen Zimmer ein Kind verschwand, hörten es die anderen Kinder im großen Krankensaal bald darauf sehr laut schreien. Das machte die Kinder ganz verrückt und sie weinten und schrien ebenfalls. Viele der Kinder wussten nicht, was sich in dem kleinen Nebenzimmer abspielte, aber jedem war dieses Zimmer verhasst, denn sie wussten, dass dort Leid und Unglück über sie kommen würde, wenn sie dort hinein mussten.

Tatsächlich war der kleine Nebenraum für die Knochenmarkpunktionen vorgesehen. Diese waren sehr schmerzhaft und deshalb schrien die Kinder. Wenn sich die Kinder gar nicht beruhigen wollten, dann wurde ich gerufen, um mich des kleinen Schreihalses anzunehmen. Ich beruhigte die Kleinen, indem ich auf sie einredete, bis die Knochenmarkpunktion vorüber war.

Es war Tasua Aschora, ein Feiertag im Iran. An diesem Tag wird an Imam Hussein gedacht. Er war der dritte Imam der Moslems nach Ali und Hassan, der im Krieg getötet wurde.

Das Fenster des Kinderzimmers stand offen. Auf der Straße, die an unserer Klinik vorbeiführte, fand gerade eine Prozession zu Ehren Imam Husseins statt. Sie bestand aus etwa hundert Männern, die sich mit mehrsträhnigen Ketten geißelten. Die Frauen säumten den Straßenrand und schauten der Prozession zu. Angeführt wurde sie von einem Mann, der in ein Megaphon heulte: »Imam Hussein wurde meuchlings getötet. Welch ein Verlust für die Menschheit. Die armen Menschen. Die armen Kinder«, leierte er mit weinerlicher Stimme immer wieder. Die Frauen am Straßenrand und die Männer in dem Zug jammerten ebenfalls. Schließlich war die Gruppe vor unserer Klinik angekommen. Sie stellte sich unter das geöffnete Fenster des Kinderzimmers und der Anführer begann von neuem zu lamentieren: »Die armen Menschen, die dort in der Klinik liegen. Die armen Kinder, die dort in der Klinik liegen. Zum Glück liegen wir nicht in der Klinik.« Als ich das hörte, wurde ich sehr wütend. Wie konnte sich dieser Mann unter das Fenster von schwer kranken Kindern stellen und solch eine Stimmung verbreiten?

Natürlich hatten die Kinder in ihren Betten alles mitbekommen und mich traurig angeschaut. Ich ging zum Fenster und knallte es laut zu. Am liebsten wäre ich auf die Straße hinuntergegangen und hätte dem Anführer meine Meinung gesagt. Aber ich hatte erst eine Menge Ärger hinter mir. Ich wollte nicht schon wieder Urheber von Auseinandersetzungen sein. Ich hatte aus der Vergangenheit gelernt, nicht »wie ein Elefant in den Porzellanladen zu trampeln«. Schweren Herzens blieb ich mit meiner Wut im Zimmer.

Ich erinnere mich noch an Mohammad. Er war sechs Jahre alt, als er zu uns in die Klinik kam. Er hatte Leukämie und auch alle Symptome einer Leukämie. Er war ständig müde und sehr blass. Er neigte zu Dauerinfektionen. Eines Tages sagte er zu mir: »Frau Doktor, weißt du, ich konnte nicht zur Schule gehen, weil mein Mund blutet.«

Ich weiß nicht, wieso er sich diese Geschichte zurechtgeschustert hatte, aber ich nehme an, dass seine Mutter ihm das so erklärt hatte. Er konnte tatsächlich nicht zur Schule gehen, aber nicht weil sein Mund blutete, sondern weil er Leukämie hatte und deshalb sehr oft in der Klinik lag. Ihm war nicht klar, dass er vielleicht nie zur Schule gehen würde. Ich nickte zustimmend und ließ ihn in seinem Kinderglauben.

Für manche Kinder konnte ich nicht viel tun. Ich konnte nur versuchen, ihnen das Leben in der Klinik ein wenig zu erleichtern, und ein offenes Ohr für die Sorgen und Nöte meiner kleinen Patienten zu haben.

Hamid

Hamid werde ich nie vergessen. Er war ein ganz besonderer kleiner Junge, von dem ich viel gelernt habe. Als ich ihn kennen lernte, war er etwa elf Jahre alt. Sein kleiner dünner, ausgemergelter Körper lag die meiste Zeit im Bett. Hamid hatte Krebs im fortgeschrittenen Stadium. Er hatte bereits Metastasen in der Lunge und im Rückenmark.

Hamids Eltern waren sehr arm, sie hatten außer Hamid noch vier weitere Kinder zu versorgen. Im Iran gibt es zwar eine Krankenversicherung, aber sie bezahlt im Krankheitsfall nicht viel. Der Patient oder dessen Familie müssen deshalb für den größten Teil der Kosten selbst aufkommen. Obwohl die Wohlfahrt in Hamids Fall für einen Teil der Krankenhauskosten aufkam, trieben seine ständigen Krankenhausaufenthalte die Familie finanziell in den Ruin. Die Lage der Familie war sehr ernst. Erschwert wurde die Situation noch dadurch, dass Hamids Vater arbeitslos und drogensüchtig war. Ich konnte nicht begreifen, dass ein Mann, der fünf Kinder zu versorgen hatte, sich widerstandslos in seine Drogensucht fallen ließ. Ich mochte ihn deshalb nicht besonders, denn meiner Ansicht nach hatte er das Elend der Familie mitverschuldet.

An Hamid erkannte ich wieder einmal, wie schlecht wir auch im Teheraner Krankenhaus ausgerüstet waren. Wir hatten für dieses große Krankenhaus nur einen einzigen Rollstuhl zur Verfügung, der dauernd im Einsatz war.

Hamid konnte nicht mehr laufen, denn die Metastasen hatten bereits den Spinalkanal im Rücken sehr stark angegriffen. Deshalb lag er die meiste Zeit im Bett. Seine Mutter kam ihn sehr oft besuchen. Sie war seine einzige Abwechslung am Tag. Hamid wurde immer wieder einmal nach Hause entlassen. Er war meist zwei Monate in der Klinik und dann ging er für zwei Wochen nach Hause. Wenn er wieder in die Klinik kam, ging es ihm meistens schlechter als vorher. Wurde er nach Hause entlassen, kam der Vater und hob sich den Jungen auf die Schultern. Da der Vater sehr klein war, legte er den Oberkörper seines Sohnes auf seinen Rücken und hielt ihn an den Armen fest, damit der Junge nicht hinunterrutschte. Hamids taube Beine schleiften auf dem kalten steinernen Krankenhausboden. Wie ein nasser bewegungsloser Sack hing Hamid am Rücken seines Vaters. Unter der Last des Sohnes ging der Vater in tief gebeugter Haltung über die Flure des Krankenhauses, ein dumpfes schleifendes Geräusch verursachend. Vater und Sohn waren ein Bild des Jammers, das mir tief ins Herz schnitt. Es wäre so viel menschenwürdiger gewesen, Hamid in einem Rollstuhl durch die Flure zu fahren. Aber wir hatten nur einen, der schwer zu ergattern war.

Hamid ging es im Laufe der Wochen und Monate immer schlechter. Die Metastasen befielen seinen kleinen Körper und fraßen ihn langsam auf. Zwei Jahre lag Hamid bei uns auf der Station. Wir wussten, dass Hamid dem Tod geweiht war. Er bekam immer öfter und immer stärkere Erstickungsanfälle. Die Metastasen in der Lunge drückten ihm die Luft ab. Immer wenn er einen Erstickungsanfall hatte, japste er: »Frau Doktor, Frau Doktor, ich will nicht sterben.« Ich konnte ihm seine Todesangst an seinen vor Schreck geweiteten Augen ansehen. Der kleine Köper wehrte sich verzweifelt gegen das langsame Sterben. Ich gab ihm jedes Mal Sauerstoff, damit er Luft holen konnte. Die Zeitabstände, in denen Hamid Sauerstoff benötigte, wurden immer kürzer. Bald konnte er ohne Sauerstoffflasche überhaupt nicht mehr leben.

Eines Tages stürmte Hamids Vater in sein Zimmer und schrie ihn an: »Ich kann mir dich nicht mehr leisten. Verschwinde endlich aus unserem Leben. Du ruinierst uns alle.« Hamid lag gelähmt, an der Sauerstoffflasche angeschlossen, in seinem Bett und hörte seinem Vater erschrocken zu. Das ganze Geld der Familie war aufgebraucht. Sie hatten nichts mehr. Alles war für Hamids Krankenhausaufenthalte draufgegangen.

Plötzlich riss der verzweifelte Vater seinen Sohn aus dem Bett und trug ihn auf den Armen zum Fenster. Wie von Sinnen riss er das Fenster auf. Hamid erkannte sofort die schreckliche Gefahr, in der er sich befand. Er brüllte nach Leibeskräften um Hilfe. Wir hörten das Geschrei auf dem Flur und stürzten in das Zimmer. Hamids Vater hielt den Jungen bereits zum Fenster hinaus und gebärdete sich immer noch wie ein Verrückter. Meine Kollegin und ich stürzten herbei und entrissen dem wild gewordenen Vater das Kind. Danach mussten wir Hamids Vater erst einmal beruhigen. Die Sicherheitsbeamten der Klinik, die herbeigerufen worden waren, entfernten den Vater aus dem Zimmer seines Sohnes. Es war entsetzlich, dass wir Hamid vor seinem eigenen Vater hatten retten müssen. Ich war bestürzt und gab Hamids

Vater die Schuld an allem. Wie hatte er es nur wagen können, seinen schwer kranken Sohn so zu behandeln?

Besonders schlimm an der Geschichte ist, dass, wenn es dem Vater gelungen wäre, Hamid aus dem Fenster zu werfen, er nach unserem Recht noch nicht einmal dafür bestraft worden wäre, denn ein Vater kann mit seinen Kindern machen, was er will.

Wir bekamen oft Kleinstkinder in unsere Klinik, die mehrere Knochenbrüche hatten. Wir wussten genau, dass sie von ihren Eltern schwer misshandelt wurden. Aber wir konnten nichts anderes machen, als die Kleinen wieder zu kurieren und sie schweren Herzens nach Hause zu entlassen. Jedes Mal hofften wir, dass die Eltern sich eines Besseren besinnen und ihre Kinder in Zukunft in Ruhe lassen würden. Gegen die prügelnden Eltern hatten wir jedoch keinerlei Handhabe. Manche Leute sind heute noch der Ansicht, dass Schläge Kindern nichts schaden. Und das Recht ist auf ihrer Seite.

Als Hamid und sein Vater sich wieder beruhigt hatten, setzte ich mich zu Hamid ans Bett und sagte, obwohl ich immer noch sehr wütend auf den Vater war: »Sei nicht traurig, Hamid. Dein Vater ist in Wirklichkeit gar nicht so böse. Er hat auch seine Probleme und war heute ganz besonders verzweifelt.«

»Ich bin nicht böse auf meinen Vater. Ich verzeihe ihm«, sagte er mit schwacher Stimme.

Ich schämte mich, weil ich Hamids drogensüchtigen Vater so verurteilt hatte. Hamids Reaktion war für mich eine Lehre. Ich hatte verstanden, dass man alles verzeihen kann. Wenn ein kleiner Junge den Mordversuch seines eigenen Vaters verzeihen kann, dann kann ich auch verzeihen.

Wenn ich heute auf jemanden böse bin, dann denke ich an Hamid. Wenn ich Hamids damalige Situation dann mit meiner derzeitigen vergleiche, komme ich immer wieder zu dem Ergebnis, dass Hamid in einer viel schwierigeren Situation verzeihen konnte. Wenn ein kleiner elfjähriger Junge das konnte, dann kann ich es auch.

Hamids Gesundheitszustand verschlechterte sich schließlich so sehr, dass unser Chef sich eines Tages dazu entschloss, Hamid nach Hause zu entlassen.

»Morgen wird der Junge nach Hause gehen«, sagte er eines Tages zu mir.

Ich war erschrocken, denn Hamid kam schon lange nicht mehr ohne Sauerstoffflasche aus. Er würde zu Hause erbärmlich ersticken.

»Warum tun Sie das? Er wird nicht überleben, wenn Sie ihn nach Hause entlassen«, sagte ich.

»Er wird sowieso sterben«, sagte mein Chef. »Außerdem brauchen wir das Bett.« Damit war das Thema für ihn erledigt.

Als Hamids Mutter hörte, dass ihr todkranker Sohn nach Hause kommen sollte, erschrak sie. »Wir haben überhaupt keine Möglichkeit den Jungen zu Hause zu pflegen«, sagte sie verzweifelt. »Frau Doktor, bitte helfen Sie uns.«

Ich war genauso verzweifelt wie die Mutter. Ich wusste aber nicht, wie ich ihr und Hamid hätte helfen können. Mir tat der kleine Junge Leid, denn ich wusste, wie sehr er an seinem Leben hing. Ich wusste, wie groß seine Angst vor dem Sterben war. Und doch ging er unausweichlich diesem Schicksal entgegen. Ich konnte nichts dagegen tun.

In der Nacht, bevor Hamid entlassen wurde, hielt ich Wache an seinem Bett. Der Junge schlief unruhig, denn er wusste, dass er ab morgen selbstständig atmen musste, wenn er zu Hause war. Davor hatte er Angst, denn ein erneuter Erstickungsanfall war unausweichlich.

Schließlich wachte Hamid auf und ich sagte: »Hamid, während du schliefst, hast du ohne Sauerstoff geatmet.«

Zuerst schaute er mich ungläubig an, dann fragte er: »Wirklich? Ist das wahr?«

»Aber ja. Siehst du, das beweist doch, dass du dir nur einbildest, dass du Sauerstoff benötigst.«

Hamid lächelte mich glücklich an und schlief wieder ein.

Am nächsten Tag nahmen wir alle Abschied von Hamid. Wider besseres Wissen hoffte ich, dass alles gut gehen würde, wenn er zu Hause war. Ich konnte nicht ahnen, dass ich Hamid schon bald wieder sehen würde.

Bereits einen Tag später wurde er wieder als Notfallpatient eingeliefert. Zu Hause hatte er einen schweren Erstickungsanfall bekommen. Die Eltern hatten ihn einliefern lassen. In der Klinik wurde er erneut an die Sauerstoffflasche angeschlossen. Ich ahnte, dass es mit Hamid nun zu Ende gehen würde, und Hamid wusste es auch. Ich blieb an seinem Bett sitzen und wartete, bis er aufwachte. Plötzlich schlug er die Augen auf und schaute zur Zimmerdecke. Er war sehr erregt, schnappte nach Luft und beruhigte sich dann. Er nahm mich überhaupt nicht wahr, als er sagte: »Ich sehe meine Großeltern. Ich werde jetzt zu ihnen gehen.« Ich erschrak, denn ich wusste, dass Hamid dem Tod entgegenging. »Ich habe keine Angst mehr.« Er war ganz ruhig, als er das sagte. Ich war bestürzt und unendlich traurig. Ich nahm seine kleinen zarten Händchen in meine Hände. Ich wusste, dass ich ihn dadurch nicht mehr halten konnte, aber ich wollte ihn in dieser Stunde nicht allein lassen. Ich war unendlich traurig, bemühte mich jedoch, die Tränen zurückzuhalten. Dann schloss er die Augen und schlief friedlich ein.

Mohammad – kleiner großer Mann

Hamids Tod stimmte mich traurig, da sein Leben so traurig verlaufen war. Das fand ich ungerecht. Jeder Mensch hat ein schönes Leben verdient. Und wenn ein Mensch krank ist, sollte es unsere Pflicht sein, ihm sein Leben so angenehm wie möglich zu machen. Warum hatte Hamid in seinem Leben so viel leiden müssen? Ich wusste keine Antwort darauf. Ich wusste jedoch, dass unser korruptes System eine nicht geringe Schuld an diesem Elend hatte, und meine Wut wuchs, weil ich dazu verdammt war, zusehen zu müssen, wie die Menschen erbärmlich leben müssen, nur weil sich ein paar Leute an dem Geld, das für diese armen Menschen bestimmt war, bereicherten.

Eines Nachts wurde ein kleiner, neunjähriger Junge als Notfall in unsere Klinik eingeliefert. Seine Mutter begleitete ihn. Wir stellten bei Mohammad Herz-, Lungen- und Leberversagen fest. Was war geschehen? Wir kannten Mohammad bereits, denn er war nicht zum ersten Mal bei uns. Der Junge hatte Talassämie, eine Blutkrankheit, die auch Mittelmeeranämie genannt wird. Diese Form der Blutkerkrankung ist besonders bei der Bevölkerung des Mittelmeerraumes sowie in Vorderasien verbreitet. Im Körper eines Talassämiepatienten wird zu wenig Hämoglobin A gebildet. Die roten Blutkörperchen, die so genannten Erythrozyten haben im Blut eine zu kurze Lebensdauer, wenn der Patient nicht regelmäßig Blut und Medikamente bekommt.

Der Körper versucht, sich selbst zu helfen, indem er die Zahl der roten Blutkörperchen durch eine verstärkte Neubildung zu erhöhen versucht. Dies wiederum führt zu einer Vermehrung des Knochenmarks mit der Folge, dass sich die Knochenstrukturen vorwölben. Insbesondere der Gesichtsschädel wird stark verformt. Bei Mohammad waren diese Verformungen bereits stark sichtbar.

Milz und Leber waren bei Mohammad auf ein Vielfaches ihrer natürlichen Größe angewachsen, weil sie zusätzlich Blut bildeten.

Mohammads Organe waren bereits so geschädigt, dass es nun, als er zu uns in die Klinik kam, für ihn zu spät war. Wir konnten ihn nicht mehr retten. Der Junge lag im Sterben. Sein Herz, seine Nieren und seine Lunge versagten. Er hatte die Augen weit aufgerissen und versuchte mit letzter Kraft Luft zu holen, dabei krampften sich seine Hände in die Bettdecke: »Bitte, bitte Frau Doktor«, sagte der Kleine zu mir, »was geschieht mit mir?«

Ich glaube, er wusste, dass er sterben würde.

»Kümmern Sie sich um meine Mutter und um meinen kleinen Bruder, der allein zu Hause ist.«

Ich erfuhr, dass er und seine Mutter aus Südteheran stammten. Dort waren die Armenbezirke. Der Kleine bewohnte mit seiner Mutter und mit seinem kleinen Bruder ein winziges Zimmer. Mehr konnten sie sich nicht leisten. Mohammad sorgte für den Lebensunterhalt der drei. Nun machte er sich Sorgen, was aus seiner Mutter und seinem Bruder werden würde, wenn er als Verdiener für immer wegfiel.

Der Fall war tragisch, denn dem Kleinen hätte schon lange geholfen werden müssen. Medizinisch betrachtet war dies auch durch eine Knochenmarktransplantation möglich. Aber da die Mutter arm war, kam sie mit ihrem Sohn viel zu spät in die Klinik. Eine teure Heilbehandlung hätten sie sich niemals leisten können.

Ich ging wieder zu der Mutter zurück, die auf dem Flur der Klinik gewartet hatte.

»Sie können jetzt nach Hause zu Ihrem anderen Kind gehen. Wir werden für Mohammad alles tun, was in unserer Macht steht, um ihn zu retten.«

Doch die Frau blieb unschlüssig auf dem Gang stehen.

»Kann ich noch etwas für Sie tun?«, fragte ich sie freundlich.

Sie schaute mich aus großen Augen an und sagte sehr leise, so dass ich es kaum hören konnte: »Ich kann nicht nach Hause gehen, denn ich habe kein Geld mehr für die Heimfahrt.« Ihr Gesicht überzog sich mit Schamesröte.

Ich griff in die Tasche meines Mantels und gab ihr Geld.

Zwei Stunden später starb Mohammad.

Am nächsten Morgen kam seine Mutter wieder, um nach ihrem Sohn zu sehen. Als sie hörte, dass er letzte Nacht gestorben war, weinte sie bitterlich.

Ich denke noch oft an Mohammads Mutter und frage mich, was wohl aus ihr und ihrem jüngeren Kind geworden ist.

Für eine Schale Reis

Das Essen in der Klinik war für Ärzte wie auch für Patienten das Gleiche. Es hat meist nicht besonders gut geschmeckt. Der Reis war nicht sehr gut und von minderer Qualität. Trotzdem habe ich in der Klinik mitgegessen. Einige wenige Kollegen, die es sich leisten konnten, bestellten sich eine Pizza beim Pizzaservice, die sie dann im Ärztezimmer verspeisten.

Für manche Patienten war jedoch das regelmäßige Essen in der Klinik ein Luxus, den sie von zu Hause nicht kannten. Sie empfanden deshalb ihren Klinikaufenthalt in dieser Hinsicht als Vorteil, denn dann litten sie wenigstens nicht mehr unter einem knurrenden Magen.

Eines Nachts kam ein kleiner, etwa elfjähriger Junge mit seiner Mutter zu uns in die Klinik. Er klagte über Schmerzen im Schienbein. Zuerst dachte ich, er hätte sich das Bein gebrochen. Als ich den Kleinen näher untersuchte, konnte ich jedoch keine Anzeichen dafür finden. Ich erklärte dem Kleinen, dass er völlig gesund sei. Er ging mit seiner Mutter wieder nach Hause.

Als ich einige Zeit später wieder Nachtdienst hatte, kam er erneut mit seiner Mutter.

»Hast du wieder Schmerzen in deinem Bein?«, fragte ich ihn.

»Nein«, sagte er, »mir tut der Bauch so weh.«

Ich untersuchte seinen Bauch und konnte wieder nichts entdecken, was für seine Schmerzen ursächlich sein könnte.

»Du bist völlig gesund, kleiner Mann«, sagte ich zu ihm.

Der Kleine ging wieder mit seiner Mutter nach Hause.

Als ich am nächsten Abend meinen Nachtdienst antrat, fragte ich mich, ob mein kleiner Freund wohl wieder kommen würde.

Ich brauchte jedoch gar nicht lange zu warten und er stand vor mir. »Was tut dir dieses Mal weh?«, fragte ich ihn.

»Mein Mund«, kam es wie aus der Pistole geschossen.

»Lass mal sehen.« Ich schaute in seinen Mund und konnte nichts feststellen.

»Ich kann nichts erkennen, was für deine Schmerzen verantwortlich sein könnte«, sagte ich zu ihm.

Der Kleine saß auf der Untersuchungsliege und ich setzte mich neben ihn. Ich nahm seine Hand und fragte ihn: »Du kommst jetzt schon das dritte Mal zu mir. Jeden Abend hast du andere Schmerzen. Wenn ich dich untersuche, kann ich jedoch nichts feststellen. Du bist nicht krank. Was hast du also für ein Problem?«

»Gar keines, Frau Doktor. Wirklich, wenn ich abends zu Ihnen komme, habe ich die Schmerzen.«

»Und wenn du dann wieder gehst, was ist dann?«

»Dann habe ich keine Schmerzen mehr«, sagte er und schaute mich aus großen braunen Augen treuherzig an.

Ich lachte und sagte: »Wenn ich doch nur alle Patienten so schnell heilen könnte wie dich.«

Ich ließ jedoch nicht locker, denn ich wollte sein Geheimnis lüften: »Was ist dein Problem? Du bist nicht krank, aber du hast ein Problem. Erzähle es mir, vielleicht kann ich dir helfen.«

Der Kleine schaute weg und druckste herum. Ich spürte, dass er ein Geheimnis hatte, und das hing mit den angeblichen Schmerzen zusammen. Ich schaute ihn aufmunternd an und sagte: »Glaube mir, für jedes Problem gibt es eine Lösung. Sag mir, was los ist.«

Schließlich entschloss er sich, mir alles zu erzählen: »Wir sind sechs Geschwister zu Hause. Wir leben mit meiner Mutter im Armenviertel von Teheran in einer Plastikbude, die wir aus dem Plastik zusammengezimmert haben, das wir auf der Straße gefunden haben. Einen Vater haben wir nicht. Wir hungern sehr und da kam meine Mutter auf die Idee, dass wir jeden Abend in die Klinik kommen und ich Schmerzen vortäusche, denn in der Notaufnahme bekommen wir immer etwas zu essen, bevor Sie mich untersuchen.«

Ich war entsetzt, als ich das hörte. Der Hunger trieb ihn also hierher. Ihm ging es nur um das Essen.

»Hast du denn dein Essen heute schon bekommen?«, fragte ich ihn.

»Ja, aber meine Mutter hat immer einen Plastikbehälter dabei. Sie schüttet das Essen dort hinein und nimmt es mit nach Hause. Zu Hause teilen wir es unter uns sechs Geschwistern auf.«

Solche Geschichten machten mich traurig. Für eine Schale Reis hatte er Krankheiten erfunden. Mit dem Essen, das sowieso schon sehr wenig war und kaum für eine Person reichte, mussten sechs Kinder ernährt werden.

»Hör mal«, sagte ich zu ihm, »wenn du Geld brauchst, dann sage es mir, dann bekommst du welches.« Ich gab ihm Geld, damit sich die Familie wenigstens einige Tage über Wasser halten konnte.

Der Kleine verschwand an diesem Abend mit seiner Mutter.

Ich informierte eine Krankenschwester über diesen Fall. Sie arbeitete nebenher bei einer Wohltätigkeitsorganisation und sie kümmerte sich von nun an um die Familie.

Der Junge kam aus Khake Sefid. »Khake Sefid« bedeutet »weiße Erde«. Vor der Revolution war diese Fläche am Rand von Teheran ein unbebautes Stück Land. Nach der Revolution kamen viele Menschen aus den Dörfern und ließen sich dort nieder. Sie setzten sich ohne Genehmigung Hütten aus altem Plastik dorthin. Das Viertel war durchsetzt von Kriminalität, denn dort lebten vor allem arme Familien, Drogenabhängige und Prostituierte. Eines Tages kamen große Bulldozer und walzten die schlecht zusammengezimmerten Plastikhütten nieder. Das ganze Gebiet wurde eingeebnet, und es wurden neue Häuser gebaut. Ich kann nur hoffen, dass es dem Kleinen und seiner Familie heute besser geht als damals.

Tödliche Orangen

Eines Tages kam eine Familie zu uns. Die Mutter stand unter Schock. Der jüngste Sohn, er war etwa fünf Jahre alt, war im Delirium. Der ältere Sohn und die Tochter erbrachen sich unaufhörlich. Wir versuchten festzustellen, was den Kindern fehlte, und fragten die Mutter. Aber sie gab uns keine Antwort. Sie war zu sehr schockiert, über das, was geschehen war. Hatte sie die Kinder geschlagen? Lag hier vielleicht ein Fall von Kindesmisshandlung vor? Wir waren zuerst ratlos. Schließlich erzählte uns die Tochter, was vorgefallen war: »Wir hatten schon seit drei Tagen nichts mehr gegessen. Einen Vater, der zur Arbeit geht und uns versorgt, haben wir nicht. Meine Mutter ist deshalb gestern in die Stadt gegangen und hat versucht, im Abfall etwas Essbares für uns zu finden. Sie fand in einem kleinen Abwasserkanal einige Orangen, die dort schwammen. Sie hat sie mit nach Hause genommen und uns zum Essen gegeben.«

Jetzt war mir alles klar. In Teheran laufen kleine Kanäle an den Fahrbahnrändern entlang, die Abwässer führen. Dort sammeln sich Müll und Essensreste, die das Wasser mitführt. Es ist immer wieder vorgekommen, dass die kleinen Kanäle so viel Müll geführt haben, dass sie die Straßen mit dem schmutzigen Wasser überschwemmten. Lief man dann durch die Stadt spritzen die Autos einen mit dem Schmutzwasser voll. Vor allem die Südteheraner waren davon betroffen, denn der Südteil der Stadt liegt etwas tiefer als der Norden, und so konnte sich das Wasser dort sammeln.

In einem dieser kleinen Kanäle musste die Mutter die Orangen gefunden haben. In ihrer Verzweiflung hatte sie den Kindern die Orangen zum Essen gegeben. Sie hatten aber wahrscheinlich bereits Schimmelpilze angesetzt. Für den jüngsten Sohn kam jede Hilfe zu spät. Er starb ein paar Stunden später an der Vergiftung. Die beiden älteren Kinder und die Mutter konnten wir retten. Nach drei Tagen entließen wir den älteren Sohn und die Mutter aus der Klinik. Die Tochter behielten wir einen Monat lang in unserer Klinik, denn wir hatten festgestellt, dass sie Diabetes hatte. Um ihren Blutzucker unter Kontrolle zu bringen, durfte sie länger bei uns bleiben. Aber nach einem Monat mussten wir sie ebenfalls entlassen. Ich wusste, dass ihre Blutzuckerwerte dann wieder nicht kontrolliert werden würden. Die Mutter konnte sich eine Behandlung für die Tochter oder gar das tägliche Insulin nicht leisten. Sie lebten in einem kleinen Zimmer im Armenviertel von Teheran zur Miete. Ich ging davon aus, dass sie auch die Miete seit Monaten nicht mehr bezahlt hatten. Ich konnte nur hoffen, dass das Mädchen überleben und nicht eines Tages an Diabetes sterben würde.

Vielleicht holten sie sich aber auch Hilfe in Naser Khosroo, obwohl Hilfe von dort sehr teuer ist.

Jeder Teheraner kannte Naser Khosroo. Naser Khosroo war eine Straße, die sich durch Teherans Innenstadt zog und in der Medikamente aller Art auf der Straße verkauft wurden. Wer durch Naser Khosroo ging, wurde alle paar Meter von einem Straßenhändler angesprochen: »Brauchst du Medikamente? Welche Medikamente brauchst du? Ich habe alle, und was ich nicht habe, kann ich besorgen.«

Manche Straßenhändler waren pharmazeutisch bereits so bewandert, dass sie die Beipackzettel der einzelnen Medikamente auswendig herleiern konnten, obwohl sie in Wahrheit keine Ahnung von den Medikamenten und deren Wirkung hatten. Wenn also jemand eine schwere Krankheit hatte und sich ein Gegenmittel in Naser Khosroo besorgen wollte, bekam er eine umfangreiche, jedoch dubiose Beratung.

Die Geschäfte, die dort getätigt wurden, waren illegal. Der Staat vergab an die Apotheken Medikamente, die er mit einer Preisbindung belegte. Das heißt, dass der Apotheker nicht mehr als den vom Staat vorgeschriebenen Preis verlangen durfte. Damit sollte gewährleistet werden, dass sich jeder diese Medikamente leisten konnte. Nun gab es in Teheran aber genug Arbeitslose, die sich auf den Verkauf von Medikamenten spezialisiert hatten. Sie kauften die Medikamente in den Apotheken auf und verkauften sie in der Naser Khosroo für einen höheren Preis, damit sie noch Gewinn für sich herausschlagen konnten. Viele Kranke waren auf die Naser Khosroo angewiesen, denn die Apotheken hatten deshalb oft die gängigen Medikamente nicht mehr. Aber brauchte man ein besonderes Medikament, das in den Apotheken nicht zu finden war, in der Naser Khosroo bekam man es ganz bestimmt.

Abtreibungen waren im Iran verboten. Eine Frau, die abtrieb

oder ein Arzt, der Beihilfe leistete, verstießen gegen die religiösen Gesetze und wurden schwer bestraft. Wenn jedoch eine Frau in Not war, musste sie nur in die Naser Khosroo gehen. Dort bekam sie Medikamente für die Abtreibung und auch Adressen von kleinen verschwiegenen Arztpraxen, die eine Abtreibung vornahmen. In diesen Praxen fand an Wochentagen normaler Patientenverkehr statt. Erst am Wochenende wurden die Abtreibungen vorgenommen. Jede Frau wusste, dass, wenn sie abtreiben möchte, sie nur in die Naser Khosroo gehen musste und ihr dort geholfen wurde.

Ich erinnere mich in Zusammenhang mit der Naser Khosroo noch an einen Skandal, der einige Jahre zurücklag und der das ganze Land erschütterte. Eine Teheraner Klinik benötigte Anästhesiemedikamente. Ein Klinikmitarbeiter ließ sich bestechen und kaufte diese Medikamente in der Naser Khosroo teurer ein. Einige Wochen später starben im Abstand weniger Tage zwanzig Menschen während der Operation. Eine eingeleitete Untersuchung hatte später ergeben, dass die Patienten an dem Anästhesiemittel gestorben waren. Die Medikamente hatten bereits beim Kauf das Verfallsdatum weit überschritten. Es war ein Skandal, den man zu vertuschen versuchte. Jeder der Verantwortlichen bezichtigte den anderen, daran schuld zu sein. Schließlich war man es Leid weiter den Schuldigen zu suchen, und die Behörden stellten die Ermittlungen ein. Keiner wurde dafür jemals zur Verantwortung gezogen. So wie auch niemand auf die Idee kam, die Naser Khosroo endlich einmal von den Straßenhändlern zu befreien. Vielleicht wurde die Gefahr von den Behörden unterschätzt, die durch den illegalen Handel mit Medikamenten für die Patienten entstand. Vielleicht ist die Erklärung aber auch viel einfacher. Den Behörden war es gleichgültig, was dort geschah. Diese Gleichgültigkeit gegenüber der Not der Menschen ist auch eines der größten Probleme im Iran.

Verantwortungslosigkeit

Die Medizinprofessoren an der Uni und in den Kliniken waren sehr gute Fachleute. Sie verstanden ihr Handwerk, aber ich hatte oft das Gefühl, dass sich manche für ihre Patienten nicht wirklich verantwortlich fühlten. Darüber wunderte ich mich, denn eigentlich hatten sie genug Zeit für ihre Patienten, da sie keine Forschung betreiben mussten. Dafür gab es kein Geld. Aber weit gefehlt. Ich habe es einige Male erlebt, dass manchen von ihnen das Wohl des Patienten nicht sehr am Herzen lag.

Ich kann mich noch gut an mein erstes Ausbildungsjahr erinnern. Ich war auf der Station für Frühgeborene eingeteilt. Ich hatte ein Baby zu betreuen, mit dessen Blut etwas nicht stimmte. Es hatte eine Blutvergiftung. In den kleinen Beinchen waren die Venen verschlossen, so dass kein Blut mehr hindurch konnte, es hatten sich Thrombosen gebildet. Teilweise waren auch schon Zellen abgestorben, das Gewebe war nekrotisch. Das Kind brauchte dringend eine Dialyse. Da ich selbst die Ausbildung dafür noch nicht hatte, rief ich den zuständigen Professor an, der für meine Station verantwortlich war.

»Ich habe hier ein Frühchen, das dringend eine Dialyse benötigt«, sagte ich zu ihm am Telefon.

»Ja, ja, ich komme gleich«, sagte er.

Ich wartete einige Zeit und wunderte mich, dass er nicht kam. Ich rief ihn wieder an und sagte ihm, dass das Kind die Dialyse dringend brauche.

»Ja, ja, ich komme gleich«, sagte er wieder.

Ich wartete und rief ihn nach einer Weile wieder an, um ihn daran zu erinnern, dass hier ein kleines Menschenleben auf ihn wartete.

Bei meinem dritten Anruf verlor er schließlich die Geduld. Er fragte mich ungehalten: »Warum machen Sie sich so viele Sorgen um das Kind? Es gibt viele solcher Kinder in unserem Land. Manchen geht es sogar noch schlechter. Warum machen Sie sich also um dieses eine Kind so viele Sorgen?«

Ich war verwirrt. Musste ich mir nicht um jeden meiner Patienten gleich viel Sorgen machen und hatte nicht jeder meiner Patienten eine optimale Versorgung verdient? Es ging hier und jetzt um das kleine Baby, das unsere Hilfe benötigte. Warum diskutierte mein Professor mit mir über Kinder, die irgendwo anders Hilfe benötigten? Konnte man denn das Leben dieses Babys gegen hunderte andere Leben von Kindern irgendwo anders aufwiegen? Nein, sicherlich nicht. Nur weil es anderen Kindern genauso schlecht erging, sollte diesem kleinen Baby nicht geholfen werden? Damit war ich nicht einverstanden. Hier war ein Kind, dem geholfen werden konnte. Ich war so erschrocken und erschüttert über die Reaktion des Professors, dass ich darauf keine passende Antwort wusste. Noch ehe ich überhaupt reagieren konnte, hatte er den Hörer auf die Gabel geknallt und ich hörte nichts mehr von ihm. Er kam auch später nicht, um die Dialyse an dem Kleinen vorzunehmen. Ich war hilf- und machtlos und hätte dem kleinen Wesen doch so gerne geholfen. Aber ich konnte nicht. In meiner Verzweiflung rief ich auf einer anderen Station an, für die ein anderer Professor zuständig war. »Können Sie die Dialyse vornehmen?«, fragte ich ihn.

»Natürlich«, sagte er. »Ich weiß, wie man Dialysen macht.«

»Dann kommen Sie bitte schnell.«

»Nein, das werde ich nicht tun, denn es ist nicht meine Station.«

Kurze Zeit später mussten dem Säugling beide Beinchen kurz unterhalb des Knies amputiert werden – und das alles nur wegen Kompetenzstreitigkeiten.

Ein ähnlicher Fall passierte einer Kollegin und mir während unseres ersten Ausbildungsjahres. Wir waren in einer neu gebauten Klinik tätig und die meiste Zeit auf uns allein gestellt. Eines Tages bekamen wir eine kleine Patientin, die bereits im Koma lag. Wir waren in unserer Ausbildung noch nicht so weit, dass wir sicher wissen konnten, was in diesem Fall zu tun war. In unserer Verzweiflung riefen wir unsere Professorin an. Es war Nacht. Sie war am Telefon sehr kurz angebunden und gab uns einige Anweisungen. Aber trotz der Anweisungen war uns immer noch nicht so ganz klar, was zu tun war. Wir maßen den Blutzuckerspiegel und entdeckten, dass er viel zu hoch war. Die Kleine hatte Diabetes und war ins Koma gefallen. Nachdem wir erkannten, dass die Professorin nicht kommen würde, griffen wir zur Selbsthilfe. Ich nahm das Lehrbuch zur Hand und diktierte meiner Kollegin, was in diesem Fall zu tun sei. Mit vereinten Kräften gelang es uns schließlich, den Zustand der Kleinen zu stabilisieren.

Uns standen beiden die Schweißperlen im Gesicht. Wir wussten, dass es von der Professorin unverantwortlich gewesen war, uns Einjährige mit dem Problem allein zu lassen. Wie leicht hätten wir einen Fehler machen können? Aber wir waren auch beide sehr stolz, dass wir das Problem allein bewältigt hatten. Immer, wenn wir die Kleine besuchten, war sie »unser Kind«.

In diesen sechs Monaten, in denen wir in dieser Klinik waren, mussten wir uns viel aus den Lehrbüchern selbst aneignen. Die Professoren erklärten uns nichts. Wir mussten uns alles selbst erarbeiten. Ich machte mir oft Sorgen darüber, dass ich einen Fehler machen würde. Zum Glück ist jedoch nie etwas geschehen. Meine Patienten haben meine Behandlungen alle überlebt.

Missverständnisse

Eines Nachts kam eine Mutter mit ihrem fünfjährigen Sohn in die Klinik. Er hatte Fieber und Kopfschmerzen. Auf den ersten Blick konnten es die Anzeichen für eine Erkältung sein. Allerdings hatte ich schon bald den Verdacht, dass es sich hier um eine Meningitis, um eine Hirnhautentzündung handelte. Um ganz sicher zu gehen, nahm ich eine zerebrale Spinalflüssigkeitspunktion an dem Kleinen vor. Mittels einer Hohlnadel holte ich Spinalflüssigkeit aus dem Rücken des Patienten, das ich ins Labor zur näheren Untersuchung gab. Hierfür holte ich mir die Genehmigung der Mutter ein. Als ich die Punktion beendet hatte, war auch der Vater des kleinen Jungen in der Klinik eingetroffen.

»Ich habe eine Spinalflüssigkeitspunktion an Ihrem Sohn vornehmen müssen«, sagte ich zu ihm. Als ich ihm die Vorgehensweise erklärt hatte, wurde er wütend.

»Was haben Sie da gemacht?«, schrie er mich an. »Sie haben meinen Sohn zeugungsunfähig gemacht. Ich bringe Sie um. Ich bringe Sie um«, brüllte er.

In einigen Teilen der Bevölkerung wird die zerebrale Spinalflüssigkeitspunktion, bei der eine Hohlnadel zwischen die Wirbel gestochen wird, um Spinalflüssigkeit zu holen, mit argwöhnischen Augen betrachtet, denn manche glauben, dass sie die Zeugungsfähigkeit beeinträchtigt.

Ich war erschrocken über die völlig unerwartete Reaktion des Mannes.

»So hören Sie doch«, versuchte ich ihn zu beruhigen. »Die Knochenmarkpunktion war absolut nötig.«

»Sie haben meinem Sohn verstümmelt, Sie Nichtskönnerin. Das werden Sie mir mit dem Leben bezahlen«, schrie er mich an. Er hörte überhaupt nicht auf meine Erklärungsversuche. Er war nicht mehr zu bremsen und für vernünftige Argumente längst nicht mehr zugänglich.

»Ich bringe Sie um«, schrie er und plötzlich sah ich etwas Metallenes in seiner Hand aufblitzen. Er sprang mit einem Satz auf mich zu und hob die Hand, in der ich den Gegenstand wahrgenommen hatte. Als ich genauer hinsah, erkannte ich mit Entsetzen ein langes spitzes Messer, das er gegen mich erhob.

Mir war schlagartig klar, dass Flucht jetzt die einzige Möglichkeit war, der Situation zu entkommen. Ich machte auf dem Absatz kehrt und rannte den Klinikflur entlang, der tobende Vater mit gezogenem Messer hinter mir her.

»Ich bringe Sie um, ich bringe Sie um«, schrie er immer wieder. Ich rannte um mein Leben. Den Aufzug konnte ich nicht nehmen, das hätte zu viel Zeit in Anspruch genommen, der rasende Vater war mir viel zu dicht auf den Fersen. Ich rannte am Aufzug vorbei ins Treppenhaus. Ich rannte fünf Stockwerke hinunter, bis ich endlich bei den Pavillons mit unseren Umkleidekabinen angelangt war. Wie von Furien gejagt, rannte ich in einen der Pavillons und verriegelte die Türe von innen. Der rasende Vater war immer noch hinter mir her und donnerte mit seinen Fäusten gegen die verschlossene Tür.

Ich hatte Angst, dass er die Türe eintreten würde und ich ihm hilflos ausgeliefert war. Die Schweißperlen standen mir auf der Stirn und ich versuchte, erst einmal wieder zu Atem zu kommen. Ich hoffte, dass irgendjemand den Verrückten aufhalten möge.

»Machen Sie die Türe auf, sofort!«, schrie er.

»Nein«, rief ich, »beruhigen Sie sich erst einmal wieder.«

»Wenn ich Sie kriege, dann steche ich Sie ab. Sie haben meinen Sohn verstümmelt.«

»Nein, das habe ich nicht«, versuchte ich ihm immer wieder klar zu machen. Angstschweiß lief mir die Wangen hinab und mein

Herz klopfte bis zum Hals. Meine Angst und meine Verzweiflung wuchsen von Sekunde zu Sekunde, denn der Vater bearbeitete immer noch die Tür mit seinen Fäusten. Hörte mich denn hier draußen niemand? Die Sekunden kamen mir wie Stunden vor.

Und der Mann gebärdete sich immer noch wie ein wild gewordener Stier.

Plötzlich hörte ich noch weitere Stimmen.

»Hören Sie endlich auf«, sagte eine Stimme zu dem Vater.

»Die Ärztin hat Ihren Sohn nicht verstümmelt und sie hat ihm auch nicht seine Zeugungsfähigkeit genommen.«

Mit viel Geduld und Mühe brachten meine Kollegen und ein Sicherheitsbeamter den Mann dazu, von der Türe wegzugehen. Es dauerte einige Zeit, bis er sich wieder beruhigt hatte und man ihm erklären konnte, dass sein Sohn immer noch voll zeugungsfähig war.

Als ich den Pavillon dann schließlich wieder verlassen konnte, machte ich allerdings einen großen Bogen um den Vater des Kleinen. Da habe ich aber gerade noch mal Glück gehabt, das hätte schief gehen können, dachte ich. Zum Glück kann ich so schnell rennen.

Als ich am nächsten Morgen nach Hause wollte, traute ich mich zuerst nicht aus der Klinik hinaus, denn ich konnte nicht wirklich sicher sein, dass der tobende Vater mir nicht auf dem Weg nach Hause irgendwo auflauern würde. Nach einigen Tagen der Unsicherheit, vergaß ich den Vorfall jedoch. Der Mann ist mir nicht mehr begegnet. Der Junge hatte tatsächlich Meningitis, wurde aber wieder gesund.

Die Ärztin mit den kurzen Beinen

In der Abteilung für Hämatologie, der Abteilung für Bluterkrankungen, lag auf meiner Station ein leukämiekranker Junge. Er war etwa acht Jahre alt.

Eines Tages nahm mein Professor mich zur Seite und sagte: »Wir werden den Kleinen jetzt entlassen. Wir können nichts mehr für ihn tun.«

Ich war sehr traurig darüber, denn ich wusste, er ging zum Sterben nach Hause. Er war ein kleiner zarter Junge mit großen braunen Augen. Eines Tages sah ich ein Bild auf seinem Bett liegen. Er hatte einen Menschen auf liniertes Papier gezeichnet. Der Mensch hatte einen langen Mantel an, ein Kopftuch auf und in jeder Hand hielt er eine Spritze hoch. Die Beine allerdings waren sehr kurz und dünn geraten. Ich fragte meinen kleinen Patienten: »Was ist das?« Der Kleine antwortete mir nicht, stattdessen versteckte er sein Gesicht zwischen seinen Armen. Seine Mutter stand neben dem Bett und lachte: »Er hat Sie gezeichnet, Frau Doktor.«

»Oh, das ist wirklich ein sehr schöne Bild«, sagte ich erfreut. Ich fand, er hatte meine Beine ziemlich unterentwickelt gezeichnet, aber ich freute mich sehr über das Bild. Er hatte mich so gezeichnet, wie er mich sah. Er sah immer nur mein Gesicht, umrahmt von einem Kopftuch, und den langen weißen Mantel, den ich trug, aber nie meine Beine, deshalb waren diese so kurz geraten. Der Kleine schenkte mir das Bild, als er entlassen wurde. Das Bild trage ich heute ständig bei mir, ich werde den Kleinen nie vergessen.

Der Kleine hatte einen Leidensgenossen. Puria war sechs Jahre alt und hatte Lymphdrüsenkrebs. Er stand zwar erst am Beginn der Krankheit, aber sein Hals war bereits mit Geschwüren durchzogen und wurde immer dicker. Als die Krankheit begann, hatte ihn sein Arzt erst einmal auf Mumps behandelt, da der Wangenbereich sehr stark angeschwollen war. Keiner war auf die Idee gekommen, dass es sich um Krebs handeln könnte. Erst als die Schwellungen nicht, wie üblich, nach ein paar Tagen zurückgingen, stellte man bei ihm Lymphdrüsenkrebs fest.

Eines Tages kam ich zu ihm ins Zimmer, um ihm eine Spritze zu geben. Ich hatte damals lange Haare und sie an jenem Tag zu einem Pferdeschwanz zusammengebunden. Damit der Pferdeschwanz nicht unter dem Kopftuch hervorschaute, hatte ich ihn am Hinterkopf mit einer Haarspange hochgesteckt. Dadurch beulte sich mein Kopftuch am Hinterkopf ziemlich stark aus. Puria flüstere seinem Vater etwas ins Ohr. Ich nahm an, er habe Angst vor der Spritze. Aber er schaute mich ganz traurig an und flüsterte, während ich die Spritze aufzog, immer wieder mit seinem Vater.

»Hast du Angst vor der Spritze?«, fragte ich Puria.

Der Vater lächelte und sagte: »Nein, nein, Frau Doktor. Puria macht sich Sorgen um Sie. Er hat Ihre Beule am Hinterkopf gesehen und nun hat er mich gefragt, ob Sie die gleiche Krankheit haben wie er?«

Ich war bestürzt über den kleinen Puria. Er war sehr, sehr krank, aber er machte sich keine Sorgen über sich selbst, sondern um mich. Ich würgte den Klos im Hals, der sich gebildet hatte, hinunter und kämpfte mit den Tränen, denn mir ging die Situation des Kleinen sehr nahe. Kleine Kinder haben große Herzen. Dafür liebte ich sie alle, meine kleinen Patienten.

Eines Tages hatte Puria kleine Pusteln am ganzen Körper. Wir stellten fest, dass er Windpocken bekommen hatte. Für Puria war diese Kinderkrankheit sehr gefährlich, da er bereits die schwere Krebskrankheit hatte und starke Medikamente dagegen bekam. Wir zweifelten daran, dass er das überleben würde. Da wir keine Quarantäne-Station in der Klinik hatten, schickten wir Puria nach Hause, denn wir konnten es nicht riskieren, dass er die anderen kleinen Patienten mit den Windpocken ansteckte. Einen Monat lang dachte ich sehr oft an Puria und hoffte, dass sich sein kleiner Körper gegen die Krankheit gewehrt hatte.

Eines Tages, als ich ins Kinderzimmer der Hämtologieabteilung kam, hatte Puria wieder Quartier in seinem Bett bezogen. Er strahlte mich an und sagte: »Guten Tag, Frau Doktor, da bin ich wieder.« Nicht nur die Pusteln waren gänzlich verschwunden, auch seine Geschwüre waren ein wenig kleiner geworden. Einige Monate später entließen wir ihn wieder nach Hause. Ich habe leider nie erfahren, was aus Puria geworden ist.

Toba, die Kinderärztin

Ich hatte drei Jahre Facharztausbildung hinter mich gebracht. Es waren drei harte, aber auch schöne Jahre. Am Ende eines jeden Jahres musste ich eine Prüfung ablegen. Vor den Prüfungen hatte ich sehr nervenaufreibende Tage, denn in dieser Zeit empfand ich die Doppelbelastung Haushalt und Beruf besonders hart.

Am Ende des dritten Ausbildungsjahres kam die große Prüfung, die darüber entschied, ob ich Kinderärztin werden konnte oder nicht. Jeder von uns hat versucht, sein Bestes zu geben. Am Ende des letzten Prüfungstages war ich mir sicher, dass ich die Facharztprüfung bestanden hatte. Im ganzen Land warteten nun alle Prüfungskandidaten mit Spannung auf die Prüfungsergebnisse.

Bereits am nächsten Tag sollten wir unsere Prüfungsergebnisse in der Emam-Klinik, der größten Klinik in der Innenstadt von Teheran, erfahren. Ich war schon sehr aufgeregt. Ich nahm meinen Sohn bei der Hand und stieg mit ihm in ein Taxi, das uns zur Emam-Klinik brachte. Alle Prüflinge aus allen Teilen des Irans waren erschienen und warteten im Innenhof der Klinik.

Die Zeit verrann und wir hörten und sahen niemanden, der uns unsere Prüfungsergebnisse mitteilte. Ich schätze, wir waren etwa dreihundert Prüflinge, die so auf die Folter gespannt wurden. Stunden vergingen und es passierte nichts. Wir warteten und warteten. Mein Sohn quengelte bereits und wollte wieder nach Hause. Inzwischen war es neun Uhr abends geworden und wir warteten immer noch. Ich bestellte ein Taxi und setzte meinen Sohn hinein. Der Taxifahrer fuhr den Kleinen zu meinen Eltern nach Hause.

Ich wartete unterdessen tapfer weiter, wie die anderen dreihundert Kandidaten auch. Abends gegen elf Uhr regte sich endlich etwas. Ein Mann mit einer großen Papierrolle trat in den Innenhof und schrie aus voller Kehle: »Chirurgie, Chirurgie.« Die Kandidaten, die die Ausbildung im Fachbereich Chirurgie abgelegt hatten, stürmten auf den Mann zu. Der nahm die Papierrolle und warf sie ihnen entgegen. Die Chirurgen stürzten sich auf die Rolle und rissen sie hin und her, denn jeder wollte der Erste sein, der einen Blick auf die Prüfungsergebnisse werfen konnte. Schon nach kurzer Zeit war sie kaum noch lesbar, weil sie überall eingerissen war. Es war entwürdigend, wie wir Prüflinge behandelt wurden. Man hatte uns erst lange Stunden warten lassen und dann warf man uns die Prüfungsergebnisse vor die Füße wie räudigen Straßenkötern. Das Problem war, dass sich die Leute auch so benahmen. Sie stürzten sich auf die Papierrollen, als ginge es um ihr Leben. Der Staat hatte uns einmal wieder seine Allmacht gezeigt. Er zeigte uns auch, dass er von seinem Volk nicht viel hielt, denn sonst hätte er uns nicht so behandelt.

Der Mann war wieder verschwunden, um eine neue Papierrolle zu holen. Er rief den Fachbereich auf und warf die Papierrolle in die Menschenmenge. Eine halbe Stunde später kam der nächste Fachbereich dran. So ging das noch einige Male. Gegen ein Uhr in der Nacht rief der Mann den Fachbereich Kinderheilkunde auf. Einer meiner Kollegen ergatterte die Papierrolle, stellte sich auf eine Bank und rief die Namen der Prüfungskandidaten nacheinander auf. Wir scharten uns alle um ihn und er las so lange, bis er zu seinem eigenen Namen kam. Als er gesehen hatte, dass er seine Prüfung bestanden hatte, gab er die Rolle an jemanden anderen weiter, der die Namensliste weiter vorlas. Schließlich wurde auch mein Name aufgerufen. Ich hatte bestanden. Ich war überglücklich und erleichtert. Nun war ich am Ziel angelangt. Mein Berufswunsch war für mich in Erfüllung gegangen.

Als ich auf die Uhr schaute, war es drei Uhr in der Nacht. Zwölf Stunden hatte ich in der Klinik zugebracht, um dieses eine Ergebnis zu erfahren. Ich suchte eine Telefonzelle, um meine Eltern anzurufen und ihnen die frohe Botschaft mitzuteilen. Aber ich fand keine. Also nahm ich ein Taxi und fuhr erschöpft nach Hause.

Zu Hause angekommen, rief ich erst einmal meine Eltern an.

»Wo warst du?«, brüllte mein Vater ins Telefon.

»Wir warten seit Stunden auf dich. Deine Mutter und ich haben uns Sorgen gemacht.«

»Es tut mir Leid. Aber ich habe meine Prüfungsergebnisse erst so spät bekommen.«

»Wir haben geglaubt, dir wäre etwas zugestoßen«, sagte er weinend am Telefon. Mein Vater hatte den ganzen Abend am Telefon gesessen und auf einen Anruf von mir gewartet.

»Ich habe versucht, euch anzurufen, aber es gab keine Telefonzelle in der Nähe«, rechtfertigte ich mich. Als bei meinen Eltern die Anspannung gewichen war, konnten sie sich schließlich auch mit mir freuen. Ihre zweitälteste Tochter war jetzt Kinderärztin.

Sohrab war damals geschäftlich für einen Monat in Tabris. Ihm konnte ich also die Neuigkeit auch erst am nächsten Tag erzählen. Mein Mann freute sich mit mir und sagte: »Jetzt erhole dich erst einmal ein bisschen.«

Doch jetzt konnte es endlich so richtig losgehen. Ich war voller Tatendrang und versuchte, so schnell wie möglich eine Arbeit als Kinderärztin zu finden. Das war jedoch leichter gesagt als getan. Vier Monate lang bekam ich auf meine Bewerbungen immer nur Absagen. Alle Stellen waren besetzt. Die Begründung war meist: »Es tut uns Leid, aber Sie wissen ja, die schlechte Arbeitsmarktlage …« Die wirklich guten Stellen waren bereits von Leuten besetzt, die Beziehungen hatten. Sie hatten Verwandte oder Freunde in der Regierung oder an einer anderen wichtigen Stelle und die hatten dafür gesorgt, dass sie unterkamen. So schien es, als ob ich wenig Aussicht hatte, eine Anstellung zu bekommen.

Schließlich fand ich doch noch eine Klinik in Teheran, die mich als Kinderärztin einstellen wollte. Ich war sehr froh darüber, denn die Klinik war nur fünf Minuten von meiner Wohnung entfernt. Das würde mir den Arbeitsalltag ungemein erleichtern. Ich hatte Glück, der Klinikdirektor gab mir ein Bestätigungsschreiben mit, das besagte, dass man mich in der Klinik dringend brauchte. Mit diesem Schreiben ging ich zum Gesundheitsministerium und legte es dem zuständigen Beamten vor. Dieser sah erst das Schreiben an und dann mich. In strengem Ton fragte er: »Wie haben Sie die Klinik gefunden? Wie weit ist die Klinik von ihrer Wohnung entfernt?«

»Ich hatte Glück«, sagte ich voller Stolz und ohne zu überlegen, »nach monatelangem Suchen habe ich eine Klinik gefunden, die nur fünf Minuten von meiner Wohnung entfernt ist.«

»So, so«, sagte er und seine Augen verengten sich, »also nur fünf Minuten von zu Hause entfernt. Das ist ja sehr interessant.« Plötzlich erhob er sich zur vollen Größe und rief: »Sie kommen sich wohl sehr schlau vor.« Er schimpfte und polterte los: »Das geht natürlich nicht, dass Sie es sich so einfach machen. Ihr Antrag ist abgelehnt.«

Ohne ein weiteres Wort wies er mir die Tür.

Was hatte ich falsch gemacht? Wenn ich es mir heute recht überlege, hatte ich überhaupt nichts falsch gemacht. Der Staat hatte sich wieder einmal zu Wort gemeldet und uns kleinen Bürgern gezeigt, dass er es uns nicht so leicht machen würde. Es war reine Taktik der Staatsmacht. So lange sie uns den Alltag richtig schwer machte, so lange sie uns im Kleinen etwas zu kämpfen gab, würden wir nicht auf die Idee kommen, uns gegen den Machthaber zur Wehr zu setzen, denn wir vergeudeten unsere Kräfte ja bereits mit den kleinen Dingen des Lebens.

Ich ging zähneknirschend nach Hause. Ich ärgerte mich, denn ich war schon so nahe am Ziel gewesen und nun begann die

Suche nach einer Stelle wieder von neuem. Mir war klar, dass ich nun eine Klinik finden musste, die außerhalb Teherans lag, denn der Beamte würde mir mein Gesuch sonst wieder ablehnen. Und ich konnte mir schon denken, dass er gerade meinen Antrag besonders gründlich prüfen würde.

Ich wurde bald fündig. Zwischen Teheran und Damavand liegt eine große Kinderklinik für Behinderte. Ich ging wieder auf das Gesundheitsamt und reichte mein Gesuch ein, in dieser Klinik arbeiten zu dürfen. Der Weg zur Klinik war für mich so beschwerlich und so weit, dass selbst der Beamte beeindruckt war. »Genehmigt!«, sagte er und übergab mir den Bescheid mit einem fiesen Lächeln im Gesicht.

Die Klinik für behinderte Kinder

Allein die Strecke bis zur Klinik, in der ich die nächste Zeit arbeiten würde, war zeitraubend und eine Tortur. Ich musste morgens schon sehr früh aufstehen und um die Stadtgrenze zu erreichen, zwei Taxis nehmen. Von dort nahm ich dann ein weiteres Taxi, das mich etwa zwei Kilometer vor der Klinik absetzte. Dann musste ich noch zwei Kilometer auf einer staubigen Landstraße laufen, die sehr stark befahren war. Einen Gehweg für Fußgänger gab es auf dieser Straße nicht. Viele Lastwagen befuhren die Landstraße und die Fahrer machten sich einen Spaß daraus, mich zu erschrecken. Ich ging am äußersten Fahrbahnrand entlang, denn ich hatte Angst, dass mich ein Auto oder ein Lastwagen einmal erfassen könnte. Manche Lkw-Fahrer sahen mich schon von weitem und hupten mich an, riefen mir obszöne Wörter zu oder pfiffen mir nach. Von manchen bekam ich auch eindeutige Offerten zu ihnen einzusteigen. Besonders dreiste Lkw-Fahrer fuhren mit hoher Geschwindigkeit die Straße entlang und, wenn sie mich sahen, rissen sie das Steuer nach rechts und fuhren auf mich zu, um dann in letzter Sekunde das Steuer wieder nach links zu reißen. Ich erschrak jedes Mal, denn wie leicht hätte es passieren können, dass ein Fahrer einmal »nicht mehr die Kurve kriegt«. Mir waren solche Scherze zu derb, aber ich biss die Zähne aufeinander und versuchte, ihr Lachen zu überhören. Jeden Tag ging ich unverdrossen auf der Landstraße bis zur Klinik. Allein für den Weg von Teheran bis zur Klinik und zurück benötigte ich jeden Tag vier Stunden. An manchen Tagen dachte ich an den Beamten im Gesundheitsministerium und ich wünschte mir, ihn einmal wieder zu sehen. In meiner Fantasie stellte ich mir vor, wie ich ihn frage: »Na, sind Sie jetzt zufrieden? Ist das weit genug für Sie?«

Ich arbeitete in einer Klinik für geistig und körperlich behinderte Kinder. Die Klinik hatte Farah Diba, die Frau des letzten Schahs, bauen lassen. Mittlerweile lebten dort dreihundertfünfzig Kinder.

Die Klinikangestellten schwärmten mir aus der Schah-Zeit vor. Sie erzählten, dass die Klinik damals in einem sehr guten Zustand gewesen war. Auf den kalten Steinfußböden hatten warme Teppiche gelegen. Die Räume waren immer gut beheizt gewesen und auch das Essen für die Kinder und für die Klinikangestellten war sehr viel besser gewesen als es jetzt war.

Jetzt froren die Kinder im Winter und legten sich oft zu dritt oder zu viert unter eine Decke, damit sie sich gegenseitig wärmen konnten. Wenn ich die Kinder besuchen kam oder sie untersuchte, weinten sie, weil ihnen kalt war. Ich nahm sie dann in die Arme und versuchte, sie zu wärmen.

Der Klinikkomplex stand auf freier Ebene und wir konnten den eisigen Wind laut um die Ecken pfeifen hören.

Ich konnte in dieser Sache natürlich wieder einmal meinen Mund nicht halten. Ich ging zur Klinikleitung und forderte: »Wir brauchen Heizungen. Die Kinder frieren.«

Der Klinikleiter stimmte mir zu: »Ja, ja, morgen werde ich mich darum kümmern.«

Natürlich geschah wie immer nichts, um die Situation der Kinder zu verbessern, und die Kinder froren weiter.

Ich fühlte mich schon am Anfang meiner Tätigkeit in dieser Klinik müde, denn mir wurde klar, egal was ich auch sagte, es geschah sowieso nichts. Ich fühlte mich wie jemand, der eine dicke Mauer einzurennen versucht, der der Mauer aber nicht einmal einen Kratzer zufügte. Selbst bekam ich dafür jedoch jede Menge schmerzhafter Beulen ab.

Wenn die Kinder nicht unter der Kälte litten, dann unter einem ständigen Hungergefühl. Sie bekamen drei Mahlzeiten am Tag, aber kein Obst zwischendurch. Schokolade war Luxus. Wenn Leute von Wohltätigkeitsvereinen kamen und eine Tafel Schokolade daließen, dann strahlten die kleinen Kinderaugen. Die Kinder genossen ihr kleines Stück Schokolade und ließen es im Mund zergehen. Mir blutete das Herz, wenn ich sah, dass die Kinder nicht einmal die essenziellsten Dinge zum Leben hatten.

Die Klinikanlage setzte sich aus mehreren Gebäuden und einer großen Gartenanlage zusammen. In dem Garten gab es einen Swimmingpool für die Kinder, der aber nicht benutzt wurde, da wir zu wenig Aufsichtspersonal hatten, um die Kinder im Pool zu betreuen. Außer einer Rutsche gab es keine Spielgeräte.

Die Kinder selbst lebten in kleinen Pavillons, die auf dem ganzen Klinikgebiet verstreut standen. Jeder Pavillon beherbergte etwa zwanzig Kinder. Zu jedem Pavillon gehörte eine Mutter, die auf die Kinder aufpasste und sie versorgte. Diese Frauen waren aber oft überfordert mit der Arbeit, da viele der Kinder hilfsbedürftig waren. Wenn ich durch die Pavillons ging, hatte ich den scharfen Uringeruch in der Nase, der mich kaum durchatmen ließ.

Um die Kinder zu beschäftigen, hatte jeder Pavillon einen Fernseher, der oben an der Zimmerwand angebracht war, damit die Kinder nicht wild an den Knöpfen herumschalteten. Die meisten Kinder guckten viel Fernsehen. Da sie keine Spielsachen hatten und sich oft auch nicht ohne fremde Hilfe fortbewegen konnten, war der Fernseher die einzige Abwechslung am Tag. Allerdings wurden nur sehr wenig Programme und kaum Kindersendungen ausgestrahlt. Trotzdem guckten die Kinder begeistert Fernsehen, denn schon allein die sich bewegenden Bilder brachten ein wenig Abwechslung in ihren eintönigen Alltag.

Wir hatten zwar auch ein kleines Spielzimmer für die Kinder. Aber keiner benutzte es so richtig, weil es dort kein Spielzeug gab und weil es kahl und trist war. Es blieb in der ganzen Zeit, in der ich dort war, unbenutzt.

Wir waren vier Ärzte, sechs Krankenschwestern, ein Physiologe und ein Psychiater. Für dreihundertfünfzig Kinder, die pflegebedürftig waren oder der besonderen Aufmerksamkeit bedurften, war das zu wenig. Mein Arbeitsalltag verlief hier trotzdem ruhiger als in der Dorfklinik. Einige der Krankenschwestern arbeiteten schon mehr als zwanzig Jahre dort. Ich habe mich oft gefragt, wie sie das so lange ausgehalten haben. Ich glaube, das kann man nur, wenn man sehr viel Liebe für diese Kinder empfindet. Alles, was sie für die Kinder taten, kam von Herzen. Sie wollten den Kindern wirklich helfen. Die Krankenschwestern machten vieles, was über ihre Dienstpflicht hinausging.

Wir hatten auch Lehrer, die eigens dafür angestellt waren, den Kindern Lehrstoff, der ihren Fähigkeiten entsprach, beizubringen. Allerdings stellte sich bei den Lehrern bald der Schlendrian ein. Das Schulzimmer wurde so gut wie nie benutzt. Im Sommer gingen sie mit den Kindern hinaus in den Garten. Während die Lehrer im Schatten saßen und quatschten, überließen sie die Kinder sich selbst.

Als Kinderärztin hatte ich sehr viele Routinearbeiten zu erledigen. Die Arbeit fiel mir nicht schwer. Viel schwerer fiel es mir, das Elend mitansehen zu müssen, in dem die Kinder steckten. In der Klinik machte sich niemand die Mühe, die Kinder nach ihren Anlagen und Fähigkeiten zu fördern. Alle Kinder, die in dieser Klinik landeten, waren behindert. Punkt. Aus. Niemand machte sich Gedanken darüber, dass es verschiedene Arten der Behinderung gibt. Die geistig behinderten Kinder wurden mit den körperlich behinderten zusammengesteckt. Meist waren sie sich selbst überlassen. Die körperlich behinderten Kinder langweilten sich, da sie geistig überhaupt nicht gefordert wurden, und die geistig behinderten Kinder saßen oft nur in einer Ecke und starrten dumpf vor sich hin. Es war für mich manchmal sehr schwer, diese Dinge einfach so hinzunehmen. Aber wenn ich Verbesserungsvorschläge bei der Klinikverwaltung vorbrachte, kam immer wieder nur der Kommentar: »Ja, ja, morgen.« Es war das alte Lied. Verbessert hatte sich natürlich nie etwas. Das machte mich sehr wütend.

Der Mangel an Hilfsmitteln machte sich auch in dieser Klinik wieder sehr stark bemerkbar. Ich erinnere mich noch an ein fünfjähriges Mädchen. Sie war am ganzen Körper bis auf die Arme, den Kopf und den Hals gelähmt. Wenn sie auf die Toilette wollte, kroch sie am Boden entlang wie ein Wurm. Sie konnte nur ihre Arme als Hilfsmittel benutzen, um sich fortzubewegen. Ich dachte oft, wie viel leichter würde man dem Mädchen das Leben machen, wenn sie einen Rollstuhl oder ein Laufgestell gehabt hätte.

Ich kann mich auch noch besonders gut an den kleine Mehdi erinnern. Er war ein lustiger kleiner Junge, der immer lachte. Als er zur Welt kam, waren seine Zehen und seine Finger zusammengewachsen. Sie sahen aus wie unbrauchbare Klumpen. Seine Hände benutzte er einem Maulwurf gleich wie zwei Schaufeln, aber er konnte nicht richtig greifen. Eines Tages entschloss sich ein Chirurgenteam bei Mehdi einen Eingriff vorzunehmen. Sie schnitten ihm die Verwachsungen zwischen Ring- und Mittelfinger und zwischen Daumen und Zeigefinger auseinander. Mehdi war unheimlich stolz darauf, dass er nun vier Finger hatte. Es erleichterte ihm das Leben ein wenig. Nach der Operation hatte der Kleine beim Waschen und Desinfizieren der Narben sichtlich Schmerzen, aber er ließ sich nicht beirren in seinem Wunsch, auch die restlichen Finger eines Tages wieder bewegen zu können. Man hatte ihm versprochen, dass sie auch noch auseinander geschnitten werden würden. Ich halte durch, ich halte durch, ich halte durch, sagte er sich immer wieder, wenn die Schmerzen durch die Wundbehandlung wieder einmal zu stark wurden. Oder er sang den ganzen Tag stolz: »Ich habe jetzt vier Finger, ich habe jetzt vier Finger.«

So lange ich in der Klinik arbeitete, geschah nichts mehr an den Händen von Mehdi, obwohl es möglich gewesen wäre, noch einmal zu operieren. Ich fragte mich, warum die Chirurgen ihm nicht alle Finger voneinander getrennt hatten. Hatte man die Operation an ihm vollzogen, um an ihm zu üben? Wenn die Operation schief gelaufen wäre, hätte keiner aufgemuckt und sich beschwert. Mehdi hatte keine Eltern. Mehdi zu operieren, war also völlig gefahrlos möglich gewesen. Mehdi war ein Kind, das niemanden im Leben hatte, der für seine Rechte eingetreten wäre. Mehdi war ganz allein auf der Welt.

Die Kinder, die noch Eltern oder Verwandte hatten, die sie am Wochenende besuchen kamen oder die sie gar über das Wochenende mit nach Hause nahmen, wurden von den elternlosen Kindern beneidet. Sie standen um die Kinder, die abgeholt wurden, herum und fragten: »Gehst du nach Hause? Wie schön für dich.« Sehnsuchtsvoll schauten sie ihnen nach, wenn sie an der Hand ihrer Eltern für ein ganzes Wochenende nach Hause marschierten. Mir schnitt der Anblick der elternlosen Kinder jedes Mal ins Herz, denn ich wusste, dass ihnen die Liebe und Wärme eines Menschen fehlte.

Viele Kinder hatten keine Eltern. Ihre Eltern hatten sie wegen ihrer Behinderung heimlich irgendwo ausgesetzt. Wenn sie gefunden wurden, kamen die Kleinen in unsere Klinik. Man möchte meinen, dass solche Menschen, die ihr behindertes Kind einfach irgendwo liegen lassen, Rabeneltern sind. Aber ich glaube, dass die gesellschaftlichen und politischen Umstände sie dazu veranlassten, solch eine Tat zu begehen. Ich nehme an, dass viele dieser Eltern kaum ihre gesunden Kinder ordentlich groß bekamen. Mit einem behinderten Kind waren die meisten psychisch und finanziell total überfordert. Ich nehme an, die meisten Eltern trieb die Verzweiflung zu dieser Tat.

Einige Male im Jahr wurde ein Fest in der Klinik veranstaltet. Zu diesen Festen lud die Klinikverwaltung reiche Geschäftsleute und Mitglieder von Wohltätigkeitsorganisationen ein, in der Hoffnung, dass die Leute spendeten. Einmal war wieder solch ein Fest und der Klinikverwaltung war es gelungen, zehn Millionen Toman, das sind etwa zehntausend Euro, an Spendengeldern zu sammeln. Ich freute mich sehr, denn ich glaubte, dass nun Heizkörper, Kleidung und Spielsachen für die Kinder angeschafft werden würden. Aber ich wurde wieder einmal enttäuscht. Von dem Geld haben wir nie wieder etwas gesehen. Und die Situation hat sich für die Kinder nicht im Geringsten verbessert. Irgendjemand hat den Geldsegen wieder einmal in seine eigenen Taschen umgeleitet.

Auf dem Fest gab es reichlich zu essen, das von einem teuren Catering-Service aus der Stadt geholt wurde, das allerdings nur für die Gäste bestimmt war, aber nicht für die Kinder, die in ihren Pavillon zurück mussten und ihr alltägliches Essen bekamen. Einmal fragte ich einen der Vertreter einer Wohltätigkeitsorganisation, ob er sich schon einmal die Räume der Kinder angesehen habe, in denen sie lebten.

»Nein, habe ich nicht.«

»Dann tun Sie es doch einmal, damit Sie sehen, wie die Kinder leben. Sie sehen immer nur die schönen Seiten der Klinik.«

Der Mann zuckte mit den Schultern und gab keine Antwort mehr. Mir war klar, dass er nicht mit solchen Problemen konfrontiert werden wollte.

Es gab genug reiche Iraner, die gerne für Bedürftige spendeten. Nur leider kamen die Bedürftigen nur selten in den Genuss der

Spendengelder. Immer wieder musste ich diese Ungerechtigkeit ohnmächtig mit ansehen. Das machte mich wütend auf das System, das diese Korruption nicht ahndete.

Leichtsinnigkeit

Eines Morgens war ich wieder auf dem Weg in die Klinik. Ich stand wie immer gegen fünf Uhr in der Früh auf und ging gegen sechs Uhr dreißig aus dem Haus. Ich nahm die Taxis bis zur Stadtgrenze und dann einen Paykan, der mich auf der Autobahn zwischen Teheran und Damavand mitnahm. Wir fuhren etwa dreißig Kilometer, dann ließ mich der Fahrer aussteigen. Ich war am Ziel meiner Reise angelangt. Ich musste jetzt noch zwei Kilometer bis zur Klinik laufen. An diesem Morgen hatte ich aber keine Lust zu laufen. Ich lief die Straße sowieso nicht gerne entlang, denn ich wurde immer wieder von den Lkw-Fahrern angepöbelt, die in rasantem Tempo an mir vorbeifuhren und mich in einer dicken Staubwolke zurückließen. An der Straße standen auch mehrere Fabriken, deren Schornsteine übel riechenden Rauch ausstießen. An manchen Tagen war der Gestank beinahe unerträglich, so wie an jenem Tag.

Ich überlegte, ob es heute nicht günstiger wäre, zu trampen.

Ich wusste, dass es gefährlich war in einen Privat-Pkw einzusteigen, denn es sind des Öfteren Frauen auf dieser Strecke vergewaltigt worden. Erst kürzlich war eine junge Frau in einen Paykan eingestiegen, in dem bereits vier männliche Gäste saßen. Als sie ein Stück mit der Frau gefahren waren, hielt der Fahrer an, die Männer bedrohten die Frau mit einem Messer und vergewaltigten sie.

Solche Geschichten, die ich immer wieder hörte, machten mir Angst. Wenn ich in einen Paykan einstieg, hoffte ich, dass noch andere Frauen darin saßen, denn dann fühlte ich mich sicherer. Obwohl das auch keine Garantie dafür war, dass nichts passieren würde. Es gab Pkws, in denen ein Fahrer und eine Frau saßen. Allerdings war die Frau nur ein Lockvogel, um Frauen zum Einsteigen zu bewegen. Wenn sie dann erst einmal im Auto saß, entpuppte sich der Fahrer und dessen Begleiterin als Kriminelle.

Wenn ich allein unter Männern war, zog ich mich am liebsten in die hinterste Ecke des Wagens zurück und hoffte, dass mir nichts passieren möge. Bis jetzt hatte ich auch immer Glück gehabt.

Aber an jenem Tag war ich mutiger als sonst. Ich trampte, ganz gegen meine Gewohnheit. Ich hatte auf der Straße einige Tage vorher eine Frau getroffen, die mich zum Trampen ermunterte: »Warum trampst du nicht? Was ist denn schon dabei? Ich habe das schon so oft im Leben gemacht und mir ist noch nie etwas passiert.« Sie konnte mich nicht verstehen, dass ich die letzten zwei Kilometer jeden Tag zu Fuß lief. Ich ließ mich von ihr überreden und wir trampten. Wir stiegen zu einem Mann ins Auto und er nahm uns mit bis zur Klinik. Nichts war passiert. Diese positive Erfahrung ermunterte mich kurze Zeit später es nochmals mit dem Trampen zu versuchen.

Tatsächlich musste ich an jenem Morgen nicht lange warten, ein Paykan hielt an. Den Fahrer konnte ich nicht richtig erkennen. Ich öffnete die Wagentür und fragte ihn, ob er zur Klinik fahre. Er nickte und ich stieg zu.

Kaum saß ich hinten im Auto und hatte die Autotür zugezogen, bereute ich das auch schon. Ich merkte plötzlich, dass der Fremde nicht in die Straße einbog, die zur Klinik führte, sondern genau in die entgegengesetzte Richtung, die ins Gebirge führte. Ich glaubte, mir bleibe das Herz stehen, als ich die Gefahr erkannte, in der ich schwebte. Mein Gott, ins Gebirge, dachte ich voller Entsetzen, dort wird mich niemand schreien hören und mich wird dort auch niemand finden.

Ich sah mir den Mann im Rückspiegel genauer an. Er trug eine große dunkle Sonnenbrille, schwarze Haare bis zu den Schultern, und einen Oberlippenbart. Von seinem Gesicht konnte ich so gut wie gar nichts erkennen. Ich spürte, wie sich Schweißperlen auf meiner Stirn bildeten und sich meine Gedanken jagten. Ich konnte mir in etwa vorstellen, was jetzt kommen würde. Der Mann fuhr schweigend immer weiter Richtung Gebirge. Mein Herz vollführte Angstsprünge in meiner Brust. Ich malte mir Schreckensszenarien aus.

Mit dem brauche ich gar nicht erst lange zu diskutieren, dachte ich. Ich glaubte nicht, dass er anhalten würde, wenn ich ihn darum gebeten hätte. Als ob der Mann meine Gedanken erraten hätte, drückte er jetzt erst so richtig aufs Gaspedal. Meine Angst steigerte sich zur Panik. Ich spürte jeden Nerv in meinem Gesicht. Es schmerzte unerträglich. Toba, du musst handeln, sonst ergeht es dir so wie der Frau vor einiger Zeit, die mit den fremden Männern im Auto fuhr, redete ich mir gut zu. Du musst sofort aus dem Auto raus.

Auf einmal schrie ich wie eine Verrückte, stieß mit meinem linken Ellenbogen die Tür auf, erhaschte mit einem kurzen Blick die vorbeirasende Landschaft, dann schloss ich meine Augen und ließ mich aus dem Auto fallen. Ich knallte hart auf dem Asphalt auf. Ich spürte, wie ich noch einige Meter weit kullerte, dann blieb ich liegen. In meinen Ohren rauschte das Blut und mein Herz raste. Als ich hochblickte, sah ich den Paykan-Fahrer mit geöffneter Hintertüre in Richtung Gebirge weiterrasen. Ich war froh, dass er sich von mir entfernte und nicht auf die Idee gekommen war, umzukehren.

Nichts wie weg von hier, dachte ich und stand auf. Ich taumelte noch etwas und ich spürte brennende Schmerzen an Händen und Beinen. Ich wollte keine Zeit verlieren und begann, in Richtung Klinik zu rennen. Ich wusste, dass ich verletzt war, aber so lange ich noch rennen konnte, tat ich es. Die Verletzungen wollte ich mir erst in der Klinik näher anschauen. Wie von Furien gejagt, rannte ich etwa drei Kilometer bis zur Klinik. Obwohl ich den Fremden in Richtung Gebirge hatte weiterfahren sehen, hatte ich Angst, dass er es sich noch einmal anders überlegen und umkehren würde. Manchmal glaubte ich, den Fremden sogar hinter mir zu hören. Aber das war natürlich nur Einbildung. Ich rannte und rannte, bis ich schließlich völlig außer Atem und erschöpft in der Klinik ankam.

Erschrocken fragten mich meine Kollegen, was passiert sei. Ich erzählte ihnen alles. Als ich in den Spiegel schaute, war ich selbst erschrocken, wie fürchterlich ich aussah. Mein Kopftuch hing mir schief vom Kopf herunter. Die Haare schauten wirr und strähnig darunter hervor. Mein Gesicht und mein Mantel waren über und über mit Straßenstaub bedeckt. Meine Arme und Beine waren aufgeschrammt. Aber das war mir alles völlig gleichgültig. Ich war froh, dass ich heil in der Klinik angekommen war. Meine Kollegen gaben mir Ratschläge, was ich bei einem erneuten Überfall tun könnte: »Ich stecke mir immer ein Messer ein, wenn ich in ein Auto steige«, sagte eine meiner Kolleginnen. Eine andere Kollegin meinte: »Ich habe immer eine Sprühdose mit Farbstoff bei mir. Wenn mir einer dieser Kerle krumm kommt, bekommt er eine Ladung Farbe ins Gesicht.« Mir saß noch den ganzen restlichen Tag der Schreck in den Gliedern. Ich schwor mir, nie wieder zu trampen.

Die Kinderarztpraxis

Achtzehn Monate blieb ich in der Klinik, bis ich mich entschloss, eine eigene Kinderarztpraxis zu eröffnen. Ich wollte nun endlich mein eigener Herr sein. Da ich noch eine junge Ärztin war und noch nie eine eigene Arztpraxis geführt hatte, musste ich mich wieder einmal in den Außenbezirken von Teheran niederlassen. Das war eine Verordnung, an die sich jeder junge Arzt halten musste. Der Grund war vor allem, dass es in Teheran schon zu viele Ärzte gab, während kaum jemand darauf erpicht war, sich auf dem Land niederzulassen.

Nach einigem Suchen fand ich geeignete Praxisräume außerhalb von Teheran. Neben meinen Räumen gab es noch eine Zahnarztpraxis und die Praxisräume einer Geburtshelferin. Wir hatten eine gemeinsame Sekretärin. Mir machte es Spaß, die Patienten zu behandeln. Meine Bestätigung fand ich vor allem darin, dass ich den Patienten helfen konnte. Manchmal trifft meine Schwester heute noch Patienten auf der Straße, und sie lassen mir durch sie schöne Grüße ausrichten und bedanken sich bei der Frau Doktor für ihre Hilfe. Das macht mich sehr glücklich.

Dagegen war ich im Geldeintreiben eine absolute Versagerin. Ich hatte Skrupel, Geld bei Menschen einzutreiben, die kaum Brot zu essen hatten. Ich fragte mich, mit welchem Recht, ich von ihnen Geld verlangen durfte. Dass ich ihnen geholfen hatte, war für mich selbstverständlich, denn dafür war ich ja Ärztin geworden. Ich merkte schnell, dass das Geldeintreiben die Schattenseite meines Berufes war, es ging gegen mein Naturell und so ließ ich es schließlich ganz bleiben, von den armen Leuten Geld für eine Heilbehandlung zu verlangen. Ich fühlte mich dabei besser, aber dafür schmälerten sich meine Einnahmen erheblich.

Meine Sekretärin stöhnte, wenn ich wieder einmal kein Geld verlangte. »Wo soll das noch hinführen?«, fragte sie mich. »Wir müssen die Praxis bald schließen, denn wenn Sie so weitermachen, dann trägt sie sich nicht. Sie haben bald mehr Ausgaben als Einnahmen.«

Damit hatte sie Recht. Ich hatte wirklich mehr Ausgaben als Einnahmen. Aber ich hätte mich geschämt, von den armen Leuten, die kaum das Nötigste zum Essen hatten, Geld zu verlangen. Jeder Mensch sollte Anspruch auf Heilbehandlung haben, egal ob er arm oder reich ist.

Immer wieder kamen mir die Kinder in den Sinn, die ich während meiner Ausbildung in den Krankenhäusern hatte sterben sehen, nur weil sie zu spät zu uns gekommen waren. Ihre Eltern hatten den Krankenhausbesuch so lange hinausgezögert, da sie kein Geld für einen Klinikaufenthalt hatten. Das war meist eine fatale Entscheidung, die die Kinder das Leben kostete. Meiner Ansicht nach hätte der Staat für die Kosten der Heilbehandlung aufkommen müssen. Vom Staat hätte ich das Geld genommen, aber nicht von den armen Leuten.

Ein weiteres Problem gesellte sich hinzu. Ein Stockwerk über meiner Praxis hatte ein Apotheker seinen Laden eröffnet. Eines Tages stattete er mir einen Besuch ab: »Guten Tag, Frau Doktor«, sagte er mit einem schmierigen Lächeln im Gesicht. »Ich hätte Ihnen ein Geschäft vorzuschlagen.«

»Was für ein Geschäft wäre das denn?«, fragte ich, blieb aber misstrauisch.

Der Apotheker schloss die Türe hinter sich und kam näher an meinen Schreibtisch heran.

»Ich habe mir einmal die Rezepte angesehen, die Sie an die Patienten ausgeben. Da musste ich feststellen, dass Sie immer die billigen Medikamente verschreiben. Seien Sie doch nicht so dumm. Sie bringen sich um eine gute Einnahmequelle.«

»Weshalb?«, fragte ich.

»Wenn Sie ein teures Präparat verschreiben, verdienen Sie doch viel mehr daran.«

»Aber meine Patienten können sich die teuren Medikamente nicht leisten«, entgegnete ich.

»Phh«, machte der Apotheker verächtlich. »So ist nun mal das Leben. Die einen werden reich und die anderen werden arm geboren. Sind wir daran schuld? Sicher nicht, nicht wahr Frau Doktor? Außerdem habe ich festgestellt, dass die Armen für Medikamente immer noch das Geld zusammenkratzen können.«

»Nein, das mache ich nicht«, sagte ich empört.

»Warum nicht? Viele Ärzte machen das, und wir könnten uns den Gewinn, der aus solchen Geschäften kommt, teilen.«

»Niemals werde ich so etwas machen. Schlagen Sie sich das aus dem Kopf«, rief ich. »Und jetzt verlassen Sie sofort meine Praxis.« Ich ging zur Tür und hielt sie auf. Mit einer ausladenden Handbewegung komplimentierte ich den Mann hinaus. Der Apotheker sah mich aus kleinen Augenschlitzen an und zog wütend ab.

Eines Tages bezog ein weiteres Arztehepaar die Praxisräume, die auf meiner Etage noch leer standen. Sie waren Allgemeinmediziner und sehr ehrgeizig. Sie wollten um jeden Preis Geld machen. Wie ich kurze Zeit später hörte, hatte der Apotheker ihnen das gleiche Angebot gemacht, und sie waren ohne Bedenken sofort darauf eingegangen. Als ich das hörte, ging ich wutentbrannt hinauf zu dem Apotheker und bat ihn, dies zu unterlassen, denn er schädigte die Patienten dadurch finanziell. Der Mann wurde wütend und warf mich brüllend aus seiner Apotheke hinaus. Von da ab herrschte Krieg zwischen uns.

Aber es sollte noch schlimmer kommen. Dem Arztehepaar war ich ein Dorn im Auge, denn sie hätten gerne auch noch meine Patienten gehabt, um noch mehr Geld zu verdienen. Sie begannen, mir meine Patienten abzuwerben, indem sie mich hinter meinem Rücken bei ihnen schlecht machten. Das war nicht so schlimm, denn ich glaubte, wer gut ist, wird sich auch durchsetzen. Ihre Abwerbemethoden wurden jedoch immer massiver. Eines Tages sah ich, wie die beiden eine meiner Patientinnen, die gerade zu mir wollte, vor meiner Tür abfingen und ihr gut zuredeten, dass sie bei ihnen besser aufgehoben sei. Als diese sich jedoch weigerte, zogen sie sie mit Gewalt in ihre Praxisräume.

Schließlich hatte ich die Nase voll. Da ich mit der Praxis sowieso nicht genug Geld verdiente, schloss ich einen Dreimonatsvertrag mit der Zentralklinik in Teheran ab. Ich arbeitete dort halbtags in der Abteilung für Kinderheilkunde. In meine Praxis ging ich nicht mehr gerne. Nach einigen Monaten gab ich sie schließlich endgültig auf. Eine Studienkollegin aus Teheran übernahm die Praxis. Ich war froh, dass ich sie los war. Aber auch die Kollegin blieb nur drei Monate. Sie erzählte mir später, dass auch sie nicht gegen den Filz aus Korruption angekommen sei.

Das Zentralklinikum

Die Jobs in den Zentralkliniken waren heiß begehrt. Sie waren gut bezahlt und man hatte eine gute Stellung. Allerdings bekam ich von der Klinik, wie alle meine Arztkollegen, immer nur Dreimonatsverträge. Für die Klinik hatte es den Vorteil, uns nach drei Monaten keinen Vertrag mehr geben zu müssen, wenn sie nicht wollten. Wir hätten dann keine Ansprüche gegen die Klinik oder gegen den Staat – die Zentralkliniken sind alle staatlich – erheben können. Die Klinik begründete ihr Vorgehen damit, dass es nicht genug Stellen gab. Wir waren etwa dreißig Ärzte in der Klinik, die solche Zeitverträge hatten.

Ich war froh, einmal in einer Klinik zu arbeiten, die alle Medikamente und Geräte vorrätig hatte, damit die Patienten ordentlich versorgt werden konnten. Ich empfand dies als außergewöhnlichen Luxus, den ich in all den letzten Jahre nicht gekannt hatte. In dieser Klinik wurden nur Mitarbeiter großer Firmen und deren Familien behandelt. Das war eine ganz andere Bevölkerungsschicht, als ich sie bis jetzt gewöhnt gewesen war. Sie waren privilegierter.

Eines Tages kam eine Frau zu mir. Sie war die Mutter eines meiner kleinen Patienten. Sie war etwa Mitte dreißig und trug einen Tschador. Sie war sehr nett, aber auch sehr still. Ihr Gesicht wirkte traurig, ja sogar ein wenig verhärmt. Sie erzählte mir, dass ihr Mann in der Klinik arbeite, dass er aber nur einen sehr geringen Lohn habe. Sie hatten fünf Kinder, die sie kaum ernähren konnten.

»Frau Doktor, bitte, bitte helfen Sie mir. Ich bin wieder schwanger.«

»Wie kann ich Ihnen helfen?«

»Ich möchte das Kind abtreiben lassen. Geben Sie mir eine Adresse, wo ich den Eingriff vornehmen lassen kann.«

»Sehen Sie«, sagte ich, »ich habe sehr viel Verständnis für Ihre Situation. Aber ich kann so etwas nicht machen. Wir machen uns beide strafbar. Sie wissen doch, dass eine Abtreibung im Iran illegal ist.«

»Ja, ja, aber ich bin so verzweifelt. Ein sechstes Kind können wir uns wirklich nicht mehr leisten. Meine fünf Kinder sind zwischen sechzehn und sieben Jahre alt und sie haben manchmal Wünsche, die ich Ihnen gerne erfüllen würde, die ich ihnen aber verweigern muss, weil wir das Geld nicht haben. Wie soll ich noch ein sechstes Kind durchfüttern? Das ist ganz unmöglich.«

»Es tut mir Leid. Ich kann Ihnen nicht helfen«, sagte ich.

Wie verzweifelt die Frau war, erkannte ich daran, dass sie nicht locker ließ und mich im Laufe der nächsten drei Monate mehrmals aufsuchte und mich immer wieder bat, ihr bei einer Abtreibung behilflich zu sein. Ich weigerte mich jedoch jedes Mal, obwohl mir die Frau unsagbar Leid tat. Ich konnte ihr ansehen, dass sie ihre Situation schwer belastete.

»Meine Kinder haben mich gefragt, warum ich schon wieder schwanger bin. Wir sind doch mehr als genug. Sehen Sie, ich kann meine Kinder sehr gut verstehen, denn sie kennen noch nicht einmal neue Kleider. Meine Kinder erben die Kleider vom jeweils älteren. Meistens bekommen sie geflickte alte Sachen und tragen sie auf, bis sie ihnen vom Leib fallen.«

Mir tat die Frau wirklich Leid, aber ich konnte ihr nicht helfen. Jedenfalls nicht auf diese Weise.

Ich nahm jedoch meinen Rezeptblock und schrieb ihr die Adresse einer Geburtshelferin auf.

»Gehen Sie dorthin. Vielleicht weiß sie Rat.«

Die Frau nahm den Zettel mit und ich hörte vorerst nichts mehr von ihr.

Manchmal sah ich sie in der Stadt und mit der Zeit war der Zustand der Frau nicht mehr zu übersehen. Ihr Bauch wurde runder und runder.

Eines Tages kam sie wieder und bat mich nun, ein Elternpaar ausfindig zu machen, das ihr Kind adoptieren würde. »Bitte helfen Sie mir«, sagte die Frau unter Tränen. »Ich möchte das Kind gleich nach der Geburt weggeben. Ich will es nicht sehen, damit ich mich nicht an das kleine Würmchen gewöhne.«

Ich kannte die Leiterin einer Wohltätigkeitsorganisation und rief sie an. Ich fragte sie, ob sie ein Elternpaar wüsste, das gerne ein Kind adoptieren würde. Sie versprach, sich für mich umzuhören. Auch meine Mutter sagte ihre Hilfe zu. Sie kannte genug Leute in Teheran. Vielleicht würde sich ein Ehepaar ausfindig machen lassen, das gerne ein Baby adoptierte.

Eines Tages kam die Frau wieder. Dieses Mal hatte sie ein Bündel im Arm. Sie übergab es mir. Als ich das Bündel aufwickelte, lag ein kleines, zehn Tage altes Baby darin. Es war ein kleiner hübscher Junge. »Frau Doktor, würden Sie mein Kind bitte untersuchen?«

Ich untersuchte das Kind und sagte: »Sie haben einen kerngesunden Jungen zur Welt gebracht.«

»Das ist gut«, sagte die Frau zu mir. Sie hatte Tränen in den Augen.

»Aber weshalb weinen Sie denn?«, fragte ich.

Schluchzend gestand sie mir: »Frau Doktor, Sie werden dieses Kind heute zum ersten und zum letzten Mal sehen. Ich habe Adoptiveltern gefunden, die mein Kind sehr gerne nehmen werden.«

Ich war tief betroffen und traurig darüber, dass die Mutter ihr Kind nicht behalten konnte. Ich konnte ihr ansehen, wie schwer ihr die Entscheidung gefallen war, eines ihrer Kinder abzugeben. Bei dem Gedanken, dass eine Mutter ihr Kind hergeben musste, schnürte es mir die Kehle zu. Ich war so verzweifelt, weil ich nicht helfen konnte. Aber ich musste dem Schicksal seinen Lauf lassen.

Ich denke heute noch oft an die Frau und ich hoffe, dass sie die Entscheidung nie bereut hat.

Die Prüfung

Ich war nun schon drei Jahre in der Zentralklinik. Dort bot man uns nun an, wenn wir fest übernommen werden wollten, dann könnten wir eine mündliche Prüfung ablegen. Ich wollte, wie alle meine Kollegen, fest übernommen werden und so ging ich zur Prüfung.

Ich hatte eine Kollegin, die ebenfalls Kinderärztin war und in meiner Abteilung arbeitete. Sie wurde zur Prüfung als Erste hereingerufen, während wir anderen draußen warteten. Ich stellte mich auf eine längere Wartezeit ein. Doch es vergingen kaum fünf Minuten, als sie wieder herauskam.

»Was ist passiert?«, fragten wir anderen.

»Es ist nichts passiert«, sagte die Kollegin.

»Das war aber eine kurze Prüfung«, sagte einer der Kollegen.

»Was wurdest du gefragt?«, fragte ein anderer.

»Ich wurde nichts gefragt. Die Prüfer sagten, dass sie mich gut kennen würden und dass sie mich deshalb nicht zu fragen brauchten. Bei mir sei alles in Ordnung.«

Als ich das hörte, stieg in mir die Wut hoch. Wieder einmal bekam jemand eine Stelle durch Vetternwirtschaft. Tatsächlich war es so, dass einer der Prüfer ein Verwandter von ihr und ihr Ehemann ein sehr bekannter Herzchirurg an der Klinik war. Anscheinend waren das Referenzen genug, um nicht geprüft zu werden.

Als Nächstes kam ich an die Reihe. Ich trat in den Prüfungsraum und etwa zehn Prüfer, alles Beamte aus unserer Klinik, saßen an einem Tisch. Wieder zeigte mir das System, wie viel Macht es hatte. Diese Macht ließen die Prüfer mich in voller Härte spüren. Wie immer musste ich mich einem Katz-und-Maus-Spiel unterwerfen.

Einer der Prüfer fragte mich: »Haben Sie auch nachmittags gearbeitet?«

»Ja.«

»Was denken Sie, was passiert, wenn Sie nichts arbeiten?«, fragte er mich.

»Nichts«, antwortete ich. Ich fragte mich, was diese absurde Frage zu bedeuten hatte.

»Wie viele Patienten haben Sie jeden Tag untersucht?«

»Zwanzig bis fünfundzwanzig«, antwortete ich.

»Phh.« Mein Prüfer verzog spöttisch das Gesicht. »Ich bin sicher, dass die meisten nur eine kleine Erkältung hatten.« Er sah mich herausfordernd an. Mir war klar, dass er mich provozieren wollte, indem er mein ärztliches Können in Frage stellte. Ich konnte mir auch denken weshalb. Einige Wochen vorher hatte man in der Klinik eine Meinungsumfrage durchgeführt und die Patienten und Kollegen hatten mich zur beliebtesten Ärztin gewählt. Sie schätzten vor allem meine Freundlichkeit an mir. Das war wohl meinem Prüfer ein Dorn im Auge. Deshalb musste ich mir solche dummen Fragen anhören. Ich war jedoch gewillt, mich auf keinen Fall herausfordern zu lassen, deshalb antwortete ich: »Manchmal waren es nur Grippepatienten und manchmal waren es auch schwerere Krankheiten.« Ich spürte, wie die Wut in mir hoch kroch, doch ich hielt mich zurück. Ich wusste, es war nicht besonders klug, eine Bemerkung zu machen, die ich später vielleicht bereuen würde. Aber ich konnte es mir nicht verkneifen, dumme Antworten zu geben.

Ein zweiter Prüfer fragte mich: »Haben Sie am Unterricht von Dr. Faregh teilgenommen?«

»Nein, ich hatte weder Lust noch Zeit dazu«, antwortete ich. Ich wollte mich auf keinen Fall von ihnen einschüchtern lassen.

»Können Sie mir ein Krankheitsbild beschreiben, das mit Mitochondrien zu tun hat?«, wurde ich gefragt.

Das war mal wieder typisch. Mein Prüfer wusste ganz genau, dass wir im Iran keine Krankheiten diagnostizieren konnten, die mit Mitochondrien zu tun haben, denn wir haben im ganzen Land keine dafür eingerichteten Labore, die DNA isolieren hätten können. Proben hätte man nach Europa schicken müssen. Das war aber so teuer, dass es kein Arzt gemacht hat. Ich sagte deshalb: »Ich kann Ihnen dazu nicht viel sagen, denn eine solche Diagnose habe ich noch nie bei einem meiner Patienten gestellt. Für mich ist das eine Krankheit, die ich zwar während des Studiums gelernt habe, aber sie ist eine reine Lehrbuchkrankheit.«

»Ist gut«, sagte er, »Sie können gehen.«

Die ganze Prüfung war wieder einmal nur eine Farce gewesen, um uns unterzukriegen. Sie wollten uns betteln sehen für die paar freien Stellen in der Klinik.

Keiner von uns bekam eine feste Stelle. Wir bekamen weiterhin alle drei Monate einen neuen Vertrag. Wenn einmal einer von den Kollegen nachfragte, was nun mit der versprochenen Festanstellung sei, so wurde er mit nichts sagenden Reden hingehalten. Wir waren alle sehr frustriert und ich war noch im Nachhinein wütend, dass ich diese Farce überhaupt mitgemacht hatte. Mein Mann Sohrab glaubte bis zum Schluss, dass ich einen festen Vertrag bekommen würde. Aber weder ich noch einer meiner Kollegen hat jemals einen bekommen, nicht einmal die Kollegin aus der Pädiatrie, die nichts gefragt worden war.

Ich wusste, dass es besser war, sich der Staatsmacht so gut wie möglich zu entziehen, denn sie versuchte, ihre Bürger ständig bloßzustellen. Meine Frustration wuchs. Ich suchte nach einer Möglichkeit, wie ich mich dem System entziehen konnte. Ich wusste nur noch nicht wie.

Dann hatte ich eine Idee. Ich setzte mich an den Computer und in meiner Verzweiflung schrieb ich einen Brief an die Universitätskinderklinik Heidelberg. »Kinderklinik Heidelberg, Deutschland«, mehr wusste ich nicht und ich hatte Glück, der Brief kam an.

Abschied von Teheran

Toba, das ist wieder einmal eine von diesen verrückten Ideen«, sagte mein Mann.

»Was ist so verrückt an der Idee? Du warst doch schließlich auch in Deutschland und dir hat es dort gefallen. Warum sollen wir nicht alle gemeinsam dorthin fliegen können?«

»Das war doch ganz etwas anderes damals. Ich war eingeladen. Ich wusste, wo ich unterkommen konnte.«

»Na und? Wir werden schon eine Unterkunft finden.«

Mein Mann Sohrab schüttelte den Kopf. Er fand meine Idee total verrückt. Aber er wusste auch, dass wenn ich mir einmal etwas in den Kopf gesetzt hatte, dann war ich nicht mehr davon abzubringen.

Er versuchte es mit einem anderen Argument: »Woher sollen wir das Geld für ein Leben in Deutschland nehmen? Dort zu leben ist sehr teuer.«

»Ach was, am Geld wird es bestimmt nicht scheitern. Das kratze ich schon zusammen«, sagte ich unbekümmert.

Sohrab sah mich nur an. Ich wusste es und er wusste es auch, dass sein Widerstand bald gebrochen sein würde. Aber er gab immer noch nicht auf.

»Was gefällt dir hier nicht?«, fragte er.

»Das weißt du ganz genau. Ich liebe mein Land. Aber ich kann hier unter diesen Bedingungen nicht leben. Und ich weiß auch, dass sich an der Situation in unserem Land noch viele Jahre nichts ändern wird. Wir haben einen Sohn und es ist unsere Pflicht, dafür zu sorgen, dass es ihm einmal besser geht als uns.«

»Aber uns geht es doch gar nicht schlecht. Ich bin ganz zufrieden, so wie es ist«, erwiderte er.

»Ja, so lange wir die Augen vor dem ganzen Elend verschließen, das sich vor unserer Haustüre abspielt, ist alles in Ordnung. Willst du dein ganzes restliches Leben in dieser Lethargie weiterleben?«

Ich merkte, wie der Widerstand meines Mannes immer weiter bröckelte. Ich konnte seinem Gesicht ansehen, dass er mir Recht gab. Aber er wollte sich nicht in seiner Bequemlichkeit stören lassen, die eine Lebensveränderung unweigerlich mit sich bringen würde.

Mein Mann konnte mir noch nicht gleich zustimmen. Das wäre gegen seine Ehre gegangen. Aber er murmelte etwas, das wie eine Zustimmung klang.

Ich kaufte uns Flugtickets und wir fuhren an den Teheraner Flughafen Meharabad.

Wir gingen zu dem Schalter, an dem wir einchecken mussten. »Ihren Pass«, befahl der Schalterbeamte in knurrendem Ton. Wir reichten ihm unsere Pässe. Er verglich kurz die Passbilder mit unseren Gesichtern. Dann gab er sie uns wortlos zurück und winkte uns mit einer hoheitsvollen Bewegung durch.

»Entschuldigen Sie bitte«, fragte mein Mann höflich, »wohin sollen wir jetzt gehen?«

»Sind Sie blind?«, schnauzte uns der Schalterbeamte an. »Können Sie nicht lesen?«

Das war alles, was er zur Erklärung abgab. Deswegen wussten wir aber immer noch nicht, wohin wir mussten.

Irgendwie fanden wir den Ausgang und den Transferbus, in den wir einsteigen mussten. Plötzlich hielt mich ein Flughafenbeamter auf: »Wohin fliegen Sie denn?« fragte er uns in strengem Ton. »Wo ist Ihre Einladung für Deutschland?«

»Unsere Einladung liegt in der Botschaft«, antwortete mein Mann.

»Die liegt in der Botschaft«, äffte der Beamte meinen Mann nach. Er schüttelte entschieden den Kopf. Dann drehte er sich von uns weg und zückte sein Funkgerät. Ich wusste gleich Bescheid. Wieder einmal einer, der nur eine Show abzog. Ich hörte ihn ins Gerät sprechen. Ich vermutete jedoch, dass er in Wahrheit mit niemandem sprach, denn mit unseren Papieren war alles in Ordnung, und das wusste er auch ganz genau. Er wollte nur seine Macht demonstrieren und uns einschüchtern. Wir blieben ruhig stehen und warteten. Aber ich gebe zu, innerlich war ich sehr nervös. Ich ließ mir jedoch nichts anmerken, denn ich wollte dem Beamten diese Genugtuung nicht gönnen.

Plötzlich kam er auf uns zu und meinte: »Es ist alles in Ordnung, Sie können gehen.« Alle anderen Fluggäste saßen schon auf ihren Plätzen, als wir endlich einstiegen.

So, dachte ich, jetzt geht es los. Vielleicht ist dies der erste Schritt, um ein neues Leben zu beginnen. Mein Herz hüpfte vor Aufregung, vor Freude, aber auch mit ein wenig Wehmut, denn ich wusste, dass ich mein Heimatland vielleicht nun für immer verlassen werde.

Epilog

Wir haben es geschafft. Ich lebe heute mit meiner Familie in Deutschland und arbeite in meinem Beruf. Ich gebe zu, dass mir »meine Kinder« im Iran sehr fehlen. Ich trage sie in meinem Herzen und denke jeden Tag an sie. Ich werde den Gedanken nicht los, dass ich sie im Stich gelassen habe. Meine Freundin sagte erst kürzlich zu mir: »Du kannst nicht die Verantwortung für ein ganzes Volk auf deine Schultern nehmen. Nicht du bist an den Zuständen schuld, sondern diejenigen, die die Gesetze machen.« Vielleicht hat sie Recht. Aber manchmal meldet sich mein schlechtes Gewissen. Ich frage mich, was aus meinen kleinen Patienten geworden ist? Hoffentlich haben wenigstens einige den Sprung auf die Sonnenseite des Lebens geschafft.

Ich liebe meinen Beruf. Es macht mir nicht nur Freude mit meinen kleinen Patienten zusammenzuarbeiten, sondern auch mit den Eltern. In einer Klinik ist das sehr gut möglich, und deshalb bevorzuge ich die Arbeit dort. Meiner Ansicht nach besteht der Arztberuf aus zwei Teilen. Der eine Teil ist die Behandlung des Kranken und der andere Teil ist die Menschlichkeit, die der Arzt in sehr hohem Maße mitbringen muss, wenn er einen Patienten behandelt. Im Iran versuchte ich mit Menschlichkeit den Mangel an Geräten und Medikamenten auszugleichen. Die Anerkennung, die ich für diese Art der Behandlung bekam, gab mir Recht.

Ich arbeitete im Iran einmal in einer Klinik, die ein sehr heruntergekommenes Untersuchungszimmer hatte. Ein Vater kam mit seinem kleinen Sohn zu mir. Der Sohn hatte sich bei einem Sturz den Kopf aufgeschlagen.

Der Vater war mir gegenüber zuerst sehr zurückhaltend. Später gestand er mir, dass ihn das schreckliche Untersuchungszimmer abgeschreckt habe. »Ich dachte zuerst, ich gehe in eine andere Klinik mit meinem Sohn. Doch als ich gesehen habe, wie fürsorglich und ruhig Sie mit meinem Sohn umgegangen sind, bin ich geblieben, denn ich hatte das Gefühl, dass mein Sohn bei Ihnen gut aufgehoben ist.«

Vor einiger Zeit war ich zu Besuch in Teheran. Außer meiner Familie hatte ich niemandem gesagt, dass ich in Teheran bin, denn ich wollte nur mit meinen Eltern und meinen Schwestern zusammen sein. Kurz bevor ich in Meharabad landete, bekam meine Mutter einen Telefonanruf. Es war eine Kollegin aus der Zentralklinik.

»Haben Sie etwas von Toba gehört?«, fragte sie meine Mutter.

»Warum rufen Sie gerade jetzt an?«, fragte meine Mutter erstaunt.

»Weil ich die ganze Woche an Toba gedacht habe.«

Meine Mutter erzählte mir von dem Telefonanruf. Ich rief die Kollegin an.

»Wir haben immer noch keine festen Verträge in der Zentralklinik bekommen. Es hat sich nichts verändert. Alles ist beim Alten geblieben. Die Prüfung damals war also ganz umsonst gewesen«, erzählte sie mir.

»Außerdem werden wir jetzt pro Behandlung bezahlt.«

»Aber das ist doch gut«, sagte ich, »dann verdient ihr mehr. Wir hatten doch immer so viele Patienten.«

»Nein, das ist gar nicht gut«, antwortete die Kollegin.

»Als Zahnärztin darf ich nur Löcher stopfen und Zähne ziehen. Das ist jetzt Gesetz. Alle anderen Behandlungen kommen in eine größere Zentralklinik. Uns bleibt also nicht viel Verdienst übrig.«

Mit meiner Schwester Leila war ich in Teheran beim Einkaufen. Als wir in einer Pizzeria standen, hörte ich das Gespräch von drei jungen Leuten mit an. Es waren zwei junge Frauen, etwa zwanzig Jahre alt, hautenge Hosen, die bis zur Wade reichten, enge Jacken, die auf Figur geschnitten waren, lackierte Fußnägel und ein junger Mann, der etwa fünfundzwanzig war.

»Dieser Preis ist zu hoch«, sagte der junge Mann zu den beiden Frauen.

»Was denkst du denn, wer ich bin. Ich stehe den ganzen Tag auf der Straße und habe alle Lastwagen vorbeifahren lassen, bis ein reicher Typ mit einem dicken Auto vorbeikam. Der hat mir das Geld ganz locker bezahlt.«

»Bitte, lass den Preis etwas nach«, bettelte der junge Mann.

»Nein«, sagte das andere Mädchen, »wir haben Festpreise.«

Ich starrte die drei entgeistert an. Sie verhandelten offen über eine schnelle Nummer. Jeder konnte das mit anhören.

»Starre die Leute doch nicht so an«, sagte meine Schwester peinlich berührt.

»Seit wann gibt es denn so etwas, dass die Nutten offen über ihren Preis verhandeln?«, fragte ich meine Schwester.

»Ja, das geht schon eine ganze Weile so. Wir haben jetzt noch mehr arme Menschen hier und viele Frauen werden in die Prostitution gedrängt, um für sich und ihre Familien den Lebensunterhalt zu verdienen.«

»Haben sie denn keine Angst, dass sie von den *Basij* abgeholt werden?«

»Doch natürlich. Aber die *Basij* nehmen sie mit und nach ein paar Stunden, wenn sie ihre Strafe bezahlt haben, lassen sie sie wieder frei. Dann geht das ganze Spiel von vorne los. Die heutige Jugend macht, was sie will, sie pfeift auf die strengen gesellschaftlichen Regeln, die unsere Regierung uns aufgedrückt hat. Die jungen Leute nehmen sich das bisschen Freude am Leben, wo sie sie bekommen können.«

Trotzdem haben die Leute noch sehr viel Angst vor den neuen Basij. Die großen, breit gebauten Männer fahren mit großen Bussen durch Teherans Straßen und nehmen mit, wen immer sie bei einem Sittenverstoß erwischen. Ein junger Mann erzählte mir, dass er mit einem Freund und zwei Studienkolleginnen in seinem Wagen gesessen und sich unterhalten habe, als plötzlich der Kleinbus der *Basij*-Leute anhielt.

»Raus aus dem Auto«, befahl einer der *Basij*.

Die jungen Männer wurden an die Hauswand gestellt, durchsucht und geschlagen. Immer wieder wurden sie gegen die Schienbeine getreten, bis sie ganz blau angelaufen waren.

»Ihr wisst doch, dass ihr euch nicht mit Mädchen in einem Auto herumdrücken dürft.«

Die beiden bezahlten fünfzigtausend Toman und damit war der Fall erledigt.

»Macht das nie wieder«, sagte einer der *Basij*, stieg ins Auto und fuhr mit seinen Kollegen und einem voll besetzten Bus, der Sittenverstößler ins nächste Revier mitnahm, davon.

So sehr ich mein Land auch liebe, hat mir mein Besuch in meiner Heimat gezeigt, dass es richtig war, in ein anderes Land zu gehen, wo ich mit meiner Familie freier leben kann. Jeder Mensch sollte frei und menschenwürdig leben können. Jeder Mensch hat ein Recht darauf, zu lachen und zu weinen sowie als eigenständiges Individuum behandelt zu werden. Für meine

Familie und für mich ist dies jetzt gewährleistet. Aber die vielen Menschen in meinem Land, die zurückgeblieben sind, haben keine Möglichkeit diese Freiheit zu erleben.